PRINCIPALES PUBLICATIONS DU MÊME AUTEUR

1873. De l'hématurie dite essentielle. In-8 de 70 pages.
1874. Vichy médical. Guide des malades à Vichy. In-12 de 360 p.
1876. De l'hygiène et du régime des malades. In-18 de 80 pages.
    — 2ᵉ édit. en 1884. — 3ᵉ édit. in-12 de 134 pages en 1888.
    Du merveilleux au point de vue médical. G. Baillière, In-8
    de 80 pages.
1877. Influence de l'abus du tabac sur le tube digestif. (*Médaille.*)
1878. Contribution à la thérapeutique de quelques dermatoses de
    nature arthritique. In-8 de 48 pages. G. Baillière.
    Bibliographie de Vichy, suivie d'une notice sur les eaux et
    le traitement du diabète. In-8 de 70 p. *Couron. par l'Acad.*
1879. Du climat de Nice et des maladies traitées dans cette ville,
    particulièrement de la phthisie. In-8 de 40 pages. Typo-
    graphie Hennuyer.
    Des divers traitements de la fièvre typhoïde, *Couronné au
    concours par la Société médicale de Tours.*
1880. Une cure thermale aux eaux de Vichy pendant le XVII siècle.
    Revue scientifique, nᵒ du 27 mars.
    Le mariage, ses charmes et ses devoirs. Ed. elzévir sur papier
    de Hollande, in-12 de 150 p. Imp. Protat. *Médaille d'hon-
    neur de la Soc. d'encourag. au bien.* — 2ᵉ édition en 1891.
    Des principales complications du diabète. In-8, Lyon.
    Analyse et compte-rendu des 17 thèses d'agrégation en méde-
    cine soutenues en mars 1880. G. Masson, in-8 de 130 pages.
1881. Notice sur les eaux de Vichy et réfutation de la prétendue
    cachexie alcaline. In-18 de 74 p., trad. en plusieurs langues.
    Des précautions hygiéniques à prendre contre la fièvre ty-
    phoïde. In-8 de 24 p., publié par la *Société française d'hygiène.*
    Traité élémentaire de la fièvre typhoïde. 1 vol. de 420 pages.
1884. Traitement du psoriasis par la traumaticine chrysophanique.
    Pour tuer le temps. Livre d'heures.... perdues. In-8 de 300 p.
1885. De la lithiase biliaire et de la pseudo-gravelle hépatique.
    (J. de méd. de Bordeaux, 27 septembre).
1886. Vichy et ses eaux minérales, 1ʳᵉ édition, In-12 de 530 pages.
    A. Delahaye et Lecrosnier.
1887. Des accidents cutanés produits par le bromure de potassium.
    De la syphilis conceptionnelle (2 broch. de 20 p. chacune).
1888. Inconvénients du silence imposé dans les pensions pendant
    les repas. In-18 de 15 p.
    De l'influence de la menstruation et des états pathologiques
    de l'utérus sur les maladies cutanées. In-12 de 35 pages.
1889. Indications de la cure de Vichy. In-18 de 46 pages.
1890. Contribution à l'étude des gros calculs biliaires.
1891. Pour les médecins. — Causeries. In-12 de 300 pages.
    Guide dans les maladies du foie. In-18 de 120 pages.
1892. Direction de la *Revue thermale et balnéaire,* nombreux arti-
    cles dans le *Concours médical,* le *Journal de Paris,* la
    Gazette de gynécologie, etc.
1893. Hygiène et régime des malades à Vichy. 4ᵉ éd. In-18 de 200 p.
    La cure de Vichy. Du moment le plus propice pour y suivre
    un traitement. In-12 de 20 pages.
En préparation : Histoire illustrée des communes du Périgord.

CAUSERIES POUR LES MÉDECINS

DEUXIÈME SÉRIE

QUESTIONS PROFESSIONNELLES

CAUSERIES POUR LES MÉDECINS

(DEUXIÈME SÉRIE)

QUESTIONS PROFESSIONNELLES

PAR

le Docteur L. GRELLETY

Médecin consultant à Vichy
Secrétaire de la société de Thérapeutique,
Ex-Secrétaire de la société d'Hydrologie,
Lauréat de l'Académie (médaille d'argent des eaux minérales),
Membre du concours médical, de la Société française d'Hygiène,
Correspondant des sociétés médicales d'Angers, Bordeaux,
Le Mans, Lille, Lyon, Marseille, Nice, Orléans,
La Rochelle, Reims, Toulouse,
Tours et Varsovie.

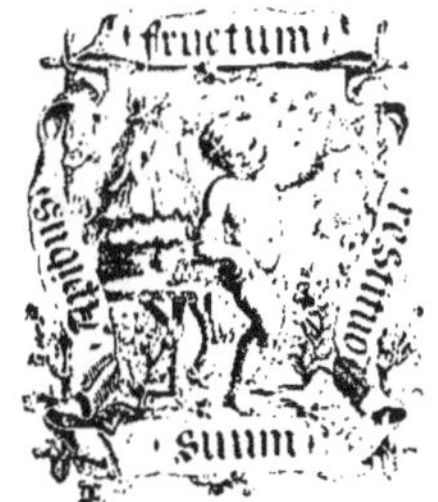

PARIS

SOCIÉTE D'ÉDITIONS SCIENTIFIQUES

PLACE DE L'ÉCOLE DE MÉDECINE

4, Rue Antoine-Dubois, 4

1894

CAUSERIES POUR LES MÉDECINS
(Reproduction autorisée).

QUESTIONS PROFESSIONNELLES

SOMMAIRE : Nouvelles à sensation — Les si... — Apologie de la profession et du médecin de campagne. -- Invidia medicorum. — Malentendus. — Le mal et le bien qu'on a dit des médecins. -- Devons-nous fumer? — Respect aux anciens. — Progrès et réformes à réaliser. — La tenue médicale. — L'hygiène et la question sociale. — Alcool et morphine. — Déboires professionnels. — Sursum corda.— Temps perdu. — Thérapeutique musicale. — Horrible cauchemar. — Vélocipédomanie. — Parallèle entre les médecins Tant-mieux et Tant-pis. — Souhaits de nouvel an.— La petite lumière — Le travail dans les hôpitaux.— Le lit à deux. — L'épilation. — La frigidité chez la femme. — Place aux enfants. — Les médecins au Louvre. — La liberté intestinale. — Vive Vichy.

A MES CONFRÈRES DE FRANCE ET DE NAVARRE.

Je suppose que, comme moi, vous en avez assez des tripatouillages panamiques, des tragédies sensationnelles, des records vélocipédiques, des documents naturalistes, de la psychologie à la mode et de toutes les émotions fortement dynamitées, qui viennent d'ébranler nos nerfs.

Il m'a semblé que le moment était opportun pour parler d'autre chose, pour s'occuper un peu de nos petites affaires. Le besoin de faire diversion a engendré ce volume. J'espère qu'il ne sera pas indifférent au plus grand nombre de mes frères en Hippocrate. Ce n'est pas en vain qu'on agite devant eux le vieux serpent sacré et qu'on vient leur parler d'espérances et de progrès. Il nous reste tant de désirs à réaliser, que la simple évocation des améliorations professionnelles possibles fait battre le cœur des plus humbles praticiens.

Les plus favorisés, tout en ne prenant plus part à la lutte, forment secrètement des vœux pour le triomphe final et suivent d'un œil bienveillant et sympathique tous ceux qui montrent le but et préparent la victoire.

J'ai donc abordé quelques-uns des problèmes qui nous intéressent (la liste en est longue), confiant dans la bienveillance de mes lecteurs habituels, ceux surtout avec lesquels on contracte à la longue comme une sorte de parenté de cœur et d'esprit. Leurs propos et leurs lettres encourageantes m'ont engagé à persévérer ; ils sont donc responsables, dans une certaine mesure, de cette récidive ! Que l'opinion publique les absolve et me soit indulgente !

Nouvelles à sensation.

Je n'ai jamais reculé devant aucun sacrifice pour bien renseigner mes lecteurs, à l'heure la plus propice au bien-être de leur digestion. Ils veulent du nouveau, n'en fût-il plus au monde. C'est avec la pensée de satisfaire leur curiosité que je me suis mis en campagne et que je vous apporte le résultat de mes investigations. Elles réprésentent, je ne crains pas de le dire, une primeur savoureuse, émergeant de l'insipidité générale.

Je consens à boire de l'eau de Seine, durant tout l'été, si j'ai été devancé sur la piste des racontars. Oyez plutôt :

Je vous apprendrai tout d'abord qu'on refuse des élèves au cours d'histoire de la médecine; il n'y a pas assez de places disponibles pour les étudiants qui seraient désireux d'entendre l'éminent professeur : C'est à lui donner la jaunisse!

Un autre de nos maîtres, un de ceux qui sont vraiment maîtres d'eux-mêmes, est enfin parvenu à triompher de la routine et a eu l'excellente idée de faire des leçons

à la portée de son auditoire. Il est scientifique avec discrétion, ne fait pas parade d'une stérile érudition et se
contentera du semestre pour enseigner aux futurs praticiens, désireux d'apprendre, les choses fondamentales
qu'ils ont intérêt à connaitre. Les amis du progrès osent
espérer que cet exemple sera suivi; en attendant, ils
forment des vœux pour que cet innovateur devienne
centenaire, respecté par tout le monde, même par le
temps.

Le sympathique doyen de notre Faculté a demandé
au ministre compétent de faire une abondante distri-
bution de rubans rouges et violets, en faveur des
médecins de campagne qui exercent depuis plus d'un
quart de siècle, et de plusieurs confrères, sans attache
officielle ni plumet politique, qui font des cours libres
avec beaucoup de distinction et de désintéressement,
depuis de nombreuses années. Inutile de peindre l'ahu-
rissement des résignés, qui ne comptaient plus entrer
dans la terre promise de la chancellerie, et des véhéments
aigris, dont les colères et les récriminations n'auront
plus raison d'être.

On annonce la démission de plusieurs cumulards,
Mathusalems édentés, qui détenaient un nombre invraisemblable d'emplois, dont ils n'avaient pas besoin et

qu'ils n'avaient ni le temps ni les moyens de remplir. Le partage de ces diverses sinécures va singulièrement favoriser les débuts de quelques jeunes confrères, aussi instruits que besogneux ; leur lendemain sera ainsi à peu près assuré.

Qu'on ouvre les huîtres en l'honneur des retraités !

Durant un important conciliabule, il a été décidé que, dorénavant, dans un esprit d'intégrité des plus louables, la faveur et le népotisme ne joueraient plus aucun rôle dans les concours pour le bureau central et l'agrégation : L'espoir-illusion est revenu dans le cœur de bien des candidats qui n'avaient pas encore eu la chance de tomber sur un bon jury et qui considéraient l'avenir d'un coup d'œil éperdu de nageur qui perd pied. La justice, l'*éternelle blessée*, va cesser de boiter !

Au dernier dîner de la presse scientifique, un spécialiste pour dames, qui ne descend pourtant pas d'Abélard, nous a affirmé sans rire qu'il n'avait jamais éprouvé que de l'indifférence charnelle devant ses clientes les mieux mamelonnées, ce qui se fait de mieux dans le genre, article de Paris ; par exemple, la baronne de Bonvouloir, dont l'expansion est, dit-on, d'une exquise solidité, les dames de Saint-Rebondi et autres impeccables, qui ont été l'occasion de tant de folies, de tant de péchés !

Mais cet insensuel, qui ne se rendait pas, a eu l'imprudence d'essayer sur lui-même les préparations organiques de Brown-Séquard et elles lui ont donné enfin la chair... de coq, je veux dire le montant qui lui faisait défaut. On ne parle plus que de ses exploits tardifs.

Qui donc oserait maintenant prétendre que ces liquides tant vantés ne représentent au fond qu'une suggestion et surtout une spéculation commerciale ?

Les journaux déclarent qu'il n'y a qu'une voix (ce serait bien peu) dans la presse, pour flétrir la facilité avec laquelle certains chirurgiens tentent les opérations les plus redoutables, les laparotomies, les curettages et les mutilations les plus inutiles, et aussi pour protester contre le chiffre exorbitant de leurs honoraires. Si bien que le public, ayant enfin reconnu qu'il est aussi difficile de faire un bon diagnostic médical et de traiter une affection aiguë ou chronique que de faire la plupart des opérations courantes, se montre un peu plus généreux envers les médecins proprement dits, au détriment des manieurs de bistouris.

La Salpêtrière (le parc aux nerfs) a cessé d'être le rendez-vous des névropathes et des hystériques du sexe laid et du sexe laiteux ; ceux qui restent ne jouent plus la comédie et ne cherchent plus à en imposer aux médecins, dans leurs expériences de métallothérapie, d'action à distance, de suggestion, etc...

Dorénavant, la vérité scientifique pourra sortir du puits, dans sa radieuse nudité, sans qu'on ait à rougir d'elle.

L'Académie est enfin installée dans un local spacieux, confortable et lumineux, où chacun peut entendre, où la presse curieuse et bavarde, en quête d'inédit, pourra prendre des notes, y jouir de l'esprit d'autrui, ramasser dans la vaste salle des Pas-Perdus les plus fins grains de sel qui tombent avec tant de prodigalité, chaque mardi, des lèvres de nos célébrités scientifiques. C'est une ère nouvelle qui va s'ouvrir ; c'est l'âge d'or qui recommence.

Je n'en veux pour preuve que cette résolution imprévue. La vieille dame a décidé que, dorénavant, au lieu de se donner congé en apprenant le décès de l'un des siens, elle redoublerait, au contraire, d'activité et prolongerait sa séance, pour honorer la mémoire du défunt.

La plupart des sociétés scientifiques sérieuses reçoivent une importante subvention du gouvernement, ce qui leur permet de donner un jeton de présence respectable à ses membres, à chaque séance. Il en résulte une émulation salutaire, dont le public tout entier ne tardera pas à profiter.

*
* *

Le fait qui suit pourra paraître invraisemblable ; mais par Jéhovah, créateur des boules sidérales, j'en garantis l'authenticité : Deux médecins, exerçant depuis vingt ans dans le même canton, sont restés constamment unis, sans qu'aucune mesquinerie ait jamais porté atteinte à la courtoisie de leurs relations.

On devrait bien élever une statue commune à ces deux frères Siamois, pour servir d'exemple aux générations futures et même présentes.

Les étudiants en médecine, sans doute appauvris de désirs et atteints subitement de continence aiguë (terrible épidémie, inconnue jusqu'à ce jour), ont renoncé à fréquenter les établissements luxurieux, où on ne va pas pour recommencer le Carême et où Cupidon pontifie dans les prix doux.

Ce n'est pas tout encore : Les cabaretiers où l'on se réunit, les jours de thèse, pris eux-mêmes d'un accès anormal d'honnêteté, ne leur servent plus que des crûs de choix, authentiques, au lieu des criminelles absinthes, des bourgognes dénaturés, du faux alicante et du pseudo-champagne, que, moins favorisés, nous appelions le champagne des adieux, le champagne consolateur, conseiller de folies.

En avons-nous absorbé, autrefois, de ces breuvages perfides et de ces mixtures inqualifiables! Ah! combien

heureux nos successeurs ! mais chut, ne récriminons pas ;
je puis encore soulever mon fagot.

C'est à ne pas y croire, par le temps qui court, ou
plutôt qui dégringole, temps d'affaires et d'affairés, les
fantaisistes qui guérissaient tant de choses et dont les
affiches remplissaient les vespasiennes des boulevards,
« les larrons, amis des ombres », selon l'expression de
Pierre Dupont, ont renoncé à venir en aide à l'humanité
souffrante des blessures de Vénus. Soit remords tardifs,
soit que les gogos soient devenus moins nombreux,
depuis que l'enseignement laïque a répandu partout son
éblouissante lumière, la plupart de ces charlatans éhontés
ont simplement cherché à se faire une fortune par des
moyens que ne désapprouve pas le Code pénal.

Pas de commentaires, n'est-ce pas ? César lui-même
les refuserait.

Grâce aux progrès de l'instruction et de l'hygiène, les
habitudes de propreté gagnent de plus en plus de terrain,
dans le Midi. Les manufactures spéciales ne parviennent
pas à satisfaire les demandes des dames de la bourgeoisie
et de la magistrature, qui tiennent enfin à posséder ce
petit meuble quadrupède, qui impose la position du
cavalier seul, sans en infliger les périls. Je veux parler

de ce rince-bouche intime, sorte de pièce d'eau des cuisses, que vous connaissez bien, du bidet enfin, puisqu'il faut l'appeler par son nom.

Le premier qui est arrivé là-bas a été l'objet d'une curiosité bien légitime et de commentaires sans fin ; l'instinct d'imitation a fait le reste.

Les consultations de l'hôpital Saint-Louis et autres lieux ont cessé d'être fréquentées : La démocratie, qui n'est plus synonyme de médiocratie, se civilise vraiment et ne se syphilise plus. Les ténors du socialisme peuvent roucouler la cavatine de l'égalité et donner l'*ut* de la revanche.

Les médecins les plus en vogue et les consultants des stations thermales ont renoncé à porter le gibus, durant l'été; à la suite de ce bon exemple, les étudiants eux-mêmes ont rejeté ce couvre-chef encombrant et funèbre et adopté des coiffures raisonnables, à l'exclusion, bien entendu, du casque à mèche du roi d'Yvetot.

Les ministres se décident enfin à tenir compte de nos recommandations hygiéniques ; un bon point est dû à celui qui préside aux destinées de notre armée. Il a interdit la vente de *l'eau-de-vie* dans les cantines militaires, pour y substituer des boissons saines, du vin contrôlé, du lait, du thé, du café, du chocolat. Les punitions consécutives à l'ivresse et à ses conséquences n'existent plus ; les maladies qui dérivent de l'alcoolisme tendent à disparaître.

****

Un tribunal de province (c'est du Midi que nous vient la lumière) s'est enfin décidé à condamner un des nombreux exploiteurs qui exercent illégalement la médecine. Nous aimons à croire qu'il aura des imitateurs.

****

Les médecins militaires ont renoncé à exercer dans les villes de garnison. En voyant de pauvres pères de famille dans une situation plus précaire que la leur, payant une patente très lourde et criblés d'impôts, dont une partie sert à parfaire la solde des officiers du service de santé, ils ont été unanimes à reconnaître que l'équité la plus élémentaire leur faisait un devoir de ne pas enlever les clients à leurs confrères civils....., si civils que la plupart se laissaient dépouiller sans protestations, sinon sans désespoir.

. . . .

En terminant, je rappellerai l'aphorisme de Zola, en tête de la *Débâcle* : « Il n'y a de peuples virils que ceux

Grellety. — 2.

qui osent regarder la vérité en face ». J'ai donc cherché
à faire preuve de virilité, en promenant ma lanterne aux
quatre points cardinaux. Si nous avons été le jouet d'une
illusion, ami lecteur, nous nous en consolerons en pensant que ce qui n'est pas véridique pourrait bien le devenir et le deviendra même certainement un jour ou l'autre;
mais, palsembleu, ce n'est pas nous qui verrons cela !

Les si....

Si j'étais étudiant.... si je pouvais recommencer ma vie et rattraper ma jeunesse avec laquelle j'ai divorcé depuis longtemps, hélas, comme je l'emploierais mieux!

En songeant aux sottises de la vingtième année, a-t-on dit, comme on s'arracherait les cheveux plus tard... si on en avait. — Il est question de sottises, dans cette mélancolique constatation ; soit, on a toujours tort d'en faire ; mais est-ce manquer de sagesse que de profiter de ce doux surnumérariat de la vie, où tout nous sourit, où on a devant soi les longs espoirs, — temps de largesses où le cœur hospitalier demeure ouvert à tous ? On aime sans marchandage ceci, cela, n'importe quoi ; et si l'objet adoré, inerte ou indifférent, n'a rien à donner en échange, qu'importe, on a des désirs pour deux, on aime pour deux et tout est dit !

Décidément, *Byron* a eu grandement raison d'écrire qu'on ne peut pas se consoler d'avoir eu 25 ans et de ne plus les avoir.

Donc, si je pouvais reverdir, je ne crains pas de l'avouer, au risque d'être accusé de soutenir une thèse égrillarde et d'avoir des regrets séniles, je ne perdrais pas une occasion d'effeuiller les marguerites, écloses sur mon chemin.

Certes, l'étude serait ma maîtresse de prédilection ; je ne gaspillerais pas mes journées avec une prodigalité sardanapalesque ; mais, après avoir donné la meilleure part de mon temps à l'étude, je ne craindrais pas les joyeuses diversions.

A l'époque où les roses et les corsages s'entr'ouvrent, au lieu de m'enfermer dans les brasseries et d'y jouer aux cartes, pendant l'après-midi, je préférerais aller courir les bois des environs en souriante compagnie.

Sur les divans de mousse de la forêt, il est doux... de sentir son âme monter en chauds baisers à des lèvres de femme !

— Quelle félicité, après avoir séjourné pendant de longues heures dans une salle d'hôpital ou de dissection, de pouvoir se retremper dans l'atmosphère forestière, loin de l'air municipal, et de pouvoir revenir, la joue en fleur, les yeux brillants, le front rafraîchi et l'esprit réconforté !

Alexandre Dumas ayant été sollicité par des jeunes gens de prendre la parole dans une de leurs réunions, les entretint longuement de la fameuse barque de l'espérance : « Nous l'avons tous prise, dirai-je avec le spirituel écrivain ; laissez-y chanter les femmes

pendant quelque temps; ne les laissez pas trop tenir
la barre et Dieu veuille qu'elle vous dépose un jour
aux terres où nous n'allons plus depuis vingt ans.

Bonne brise et bonne chance. »

. . . .

Si j'étais médecin de campagne.... je me garderais bien
d'afficher aucune opinion extrême, de façon à ne m'aliéner
personne. Je voudrais être l'ami de tout le monde, sans
distinction, en utilisant le conseil donné par Coppée aux
artistes et aux poètes : « Nous avons le droit de nous
plaindre et de faire la grimace, si la cuisine qu'on nous
sert est dégoûtante; mais ne grossissons pas le nombre
des gâte-sauce. Le métier en est trop salissant ! »

On raconte que le grand Machiavel, un des plus
remarquables cerveaux de tous les temps, ne pouvant
vivre seul dans la petite ville où il était exilé, ne craignait
pas de jouer au cabaret avec des pâtres et des marchands
de bœufs avec lesquels il avait lié connaissance. Mais,
*à de certains jours, comme contraste à ce béotisme,
Machiavel se couvrait de ses plus beaux vêtements, puis,
chez lui, portes closes, lisait Cicéron et Tacite, heureux
d'oublier, en compagnie de morts illustres, les plats et
grossiers propos de ses partenaires habituels.*

L'illustre florentin était un vrai philosophe et j'aimerais à suivre son exemple : après avoir coudoyé, une partie
de la journée, des paysans malpropres et grossiers, je
m'empresserais, comme dédommagement, de parcourir

de bons auteurs, de me délecter parfois avec Rabelais,
qui nous procure *moulte joye*, en nous servant *ses mets
de haulte graisse*, d'oublier les misères de la plaintive
humanité, en regardant mes bibelots et mes parterres.
Car, je serais entouré de choses agréables à voir et débor-
dantes de sève, de fleurs et de fruits à profusion, une
véritable débauche de parfums et de couleurs. J'aurais
des serviteurs bien portants, aux joues enluminées,
tenant moins du roseau que du chêne, sans compter ma
légitime, rebondie aux bons endroits, qui serait sans
nerfs, toujours au beau fixe, d'une bonne santé inusable
et chez laquelle tout serait loyal, son regard comme ses
cheveux, son corsage, aux saines plénitudes, comme la
fraîcheur de son teint.

Je ne redouterais pas d'avoir une bibliothèque vinicole
remarquable et d'en déboucher fréquemment les échantil-
lons les plus capiteux, ceux dont l'extrait de naissance se
perd dans la nuit des caves, en l'honneur du voisinage ou
de la parenté. Mon vin pourrait arroser, sans crainte de
protestation, de ma part, les gaudrioles les plus facé-
tieuses et les motions les plus hardies. Hirondelles et amis
reviendraient régulièrement sous mon toit hospitalier,
bien ensoleillé : — Les joies faciles, la paix de l'âme, la
sérénité des désirs sembleraient rire sous le vieux marron-
nier, où on s'abrite les soirs d'été, et y avoir fait leur nid.
— Deux ou trois bébés, bien frais et bien adulés, ainsi que
de nombreux oiseaux y représenteraient la note joyeuse :

Les rhumatismes et les potins seulement en seraient
exclus !

Si j'étais médecin dans une ville... je me donnerais
un congé tous les ans, et, au lieu de tourner toujours
dans le même cercle professionnel, sans haltes ni
dédommagements, je profiterais de toutes les attractions
intellectuelles qui seraient à ma portée. J'irais me
retremper de temps en temps à Paris, non pas pour
faire une fugue ; mais pour me tenir au courant du
progrès scientifique et artistique, m'y dégrossir et
subir l'influence des maîtres. Il est indispensable de
combattre le mauvais effet de l'air de bêtise qu'on
respire en province ; il y a des choses qui tuent l'esprit,
et, certaines fréquentations comme la lecture des bons
auteurs en sont une sorte de vaccin ; il est prudent
de se faire souvent revacciner.

Si j'étais professeur à la Faculté... je ne voudrais pas
faire des cours arides, démesurément longs, qui ne sont
d'aucune utilité pour les étudiants, auxquels ils sont
pourtant destinés. — Je ne me confinerais pas, avec un
sensuel appétit de flatteries, dans l'orthodoxie d'une petite
chapelle, hors de laquelle il n'y a point de salut, ce qui
fait qu'on repousse systématiquement les découvertes du
camp adverse. — L'hygiène sociale et l'hygiène privée
seraient mes principaux objectifs ; j'aimerais mieux enseigner à mes élèves les moyens de prévenir que de guérir ;

je leur apprendrais surtout à opposer la toute-puissance de la prophylaxie appliquée aux maladies chroniques en germe, à la fastueuse impuissance de la thérapeutique.

Si j'étais membre de l'Académie de médecine... je ne considérerais pas ma chaise curule comme un lit de repos. J'aimerais à opposer un frein aux innovations prématurées, à calmer l'ardeur des néophites intransigeants, des inventeurs de nouveautés mal contrôlées, à combattre les microbes et panacées, le reportage scientifique, la hâte d'arriver qui empêche de rien approfondir. — On s'empresse de publier des observations, et quinze jours après, les mêmes auteurs annoncent sans émoi des résultats contradictoires.

Je ferais mon possible pour que la génération actuelle n'abandonne pas les méthodes sévères d'observation clinique et de contrôle anatomo-pathologique, à l'aide desquelles la médecine moderne a été fondée : — C'est en n'oubliant rien du passé, comme l'a dit éloquemment M. Cadet de Gassicourt, qu'on rend fécond l'avenir.

Si j'étais un grand consultant... par conséquent si j'étais riche et considéré, sans renouveler les folies du bourgeois-gentilhomme, je me garderais bien de ressembler à ces affreux avares secs comme la pierre ponce, chez lesquels il n'y a que des angles aigus et qui attendent toujours d'être morts pour faire des heureux. Comme je ne saurais ni trafiquer, ni liarder, ni boursicoter, ni entasser, il ne me déplairait nullement de tolérer des parasites autour de moi et même de jouer au Mécène.

Je n'estimerais pas la valeur d'autrui d'après mon argent et je m'en servirais au contraire pour faciliter l'essor des jeunes, ceux qui seraient vraiment méritants, pour m'entourer de tout ce qui élève l'esprit, de tout ce qui ennoblit le cœur, pour semer des bienfaits à pleines mains et sans compter.

Si j'étais roi... d'Yvetot ou d'ailleurs, je ne voudrais user de mon pouvoir que pour faire plus de bien que les autres hommes ; je tâcherais de prouver que Tacite a calomnié les Césars, en agissant autrement qu'eux. — Je me souviendrais que la véritable royauté doit s'appuyer sur les intelligences, et, à ce titre, j'exigerais que mes fonctionnaires fussent autre chose qu'un composé d'un peu de drap et de beaucoup de broderies. Je ne prendrais pas le plus d'argent possible à une partie de mes sujets pour le donner à l'autre partie ; les honneurs ne seraient pas des fleurs créées pour les abeilles et livrées aux frelons.

Si j'étais tout puissant..., je supprimerais la laideur physique et morale, j'enverrais du pain à ceux qui m'en demandent, au lieu d'en donner à satiété à ceux qui n'en ont pas besoin, je n'abandonnerais rien au hasard et je ne fournirais pas prétexte aux libres-penseurs de s'écrier :

Puisque Dieu est bon, pourquoi existe-t-il tant de mal ?

Si j'étais tout puissant... Hélas, je m'aperçois bien que je ne le suis pas. Il me coûte énormément de démolir le fantasque édifice que je viens de construire gratuitement ; si j'étais maître absolu, je le laisserais debout !

Apologie de la profession et du médecin de campagne.

Chaque fois que j'ai l'occasion de porter aux nues notre profession, de façon à la relever, à l'ennoblir, même aux yeux de ceux qui ont à s'en plaindre, je la saisis avec empressement (pas la profession, l'occasion).

Jadis, sur les bancs peu moelleux de l'école, à l'âge enthousiaste où on voit le beau côté des choses et non ce qu'elles peuvent rapporter, je fus séduit par l'idéal philanthropique qui, malgré tout, forme le fond de nos préoccupations. Depuis, j'ai un peu déchanté, et la fameuse lutte pour la vie s'est chargée de mettre une sourdine à mes aspirations juvéniles. Cela ne veut pas dire qu'on se bonifie en veillissant comme les crus du Bordelais ou de la Bourgogne. Mais enfin, tout en étant moins naïf que dans ma prime jeunesse, je suis resté fidèle à mes premières amours (on y revient toujours d'après la chanson), et c'est avec un vif plaisir que récemment, en compagnie de quelques confrères que j'avais réunis à ma table et qui n'étaient pas tous optimistes, j'ai entendu l'un de nos aînés se vanter d'avoir poussé ses trois fils à étudier la médecine. Avec une chaleur communicative et réconfortante, il nous a dit qu'à ses yeux il n'y avait pas d'occupation plus noble, d'objectif plus élevé, plus consolant. Le côté matériel lui-même, qu'il n'a fait qu'effleurer, quoiqu'il ne soit pas riche, lui a paru digne d'attention, malgré le sort peu prospère de quelques déshérités. C'était plaisir d'entendre ce vieillard aux cheveux blancs nous dire qu'il voudrait pouvoir recommencer sa carrière et doubler la dose de bien qu'il a fait, le long d'une vie remarquablement remplie. Aussi, je tiens à faire chorus avec lui ; j'ai déjà effleuré ce sujet plus d'une fois et j'y reviendrai sans cesse, jusqu'à la consommation... de mon encre, bien convaincu que c'est une bonne action de relever les courages abattus, d'empêcher les désertions et d'élever bien haut au-dessus de nos boues matérielles et morales l'étendard des fils d'Hippocrate, que l'on trouvera toujours au chemin de l'honneur !

I

C'est dans le tempérament de notre pauvre humanité qui se souvient des cieux, selon le poète, ou qui, du moins, possède le sentiment d'un monde meilleur, de n'être jamais satisfait, mais qui ne récrimine pas ? Quel est celui qui n'est pas blessé une fois ou l'autre par le bât professionnel? Les plus favorisés, les milliardaires eux-mêmes, ont leurs soucis, leurs déceptions, leurs

heures de prostration ; mais je les mets au défi, malgré
les succès de leurs coups de Bourse et leurs triomphes de
vanité, malgré le luxe des coûteuses inutilités qui les
entourent et les flatteries des parasites qui les exploitent,
d'avoir une sérénité d'âme égale à celle du médecin de
campagne, vraiment aimé de tous et non redouté, comme
la plupart des financiers et des tripoteurs d'affaires. En
somme tout se paie ici-bas et il est bien juste que les
existences fastueuses aient leur ver rongeur, leur plaie
cachée, que la satiété soit au bout des fêtes et se dissimule sous les fleurs.

On peut l'appliquer même aux grands médecins, dont
l'existence brillante dissimule souvent bien des dessous
précaires et difficiles. Le *mouvement thérapeutique* a
dévoilé les côtés sombres de ces situations :

« Petits médecins de campagne, écrivait-il récemment,
grands spécialistes des villes, soupirent mélancoliquement,
avec un sentiment d'envie aux triomphes retentissants de
ces êtres d'élection qui boivent chaque jour à pleins bords
l'ivresse des compliments, des louanges, les marques
ardentes d'approbation de tout un peuple d'admirateurs.

» Peu, parmi les envieux, songent comment s'achètent
ces renommées scientifiques, au prix de quels efforts
incessants, de quelles difficultés matérielles vaincues, de
quel labeur sans cesse renouvelé se conquiert ce rang de
Grand Maître. Ne parlons que des arrivés ; omettons
volontairement ceux qui restent en route, voués aux
humiliations, aux tristesses, aux misères des rôles subal-

ternes. Il n'est pas un ouvrier qui ait à dépenser autant d'activité, de volonté, de force nerveuse. C'est la tension de mémoire nécessaire à la préparation des concours, c'est la fréquence des conférences, la patience, l'application, la souplesse indispensables à cette reprise des mêmes phrases, des mêmes jeux de physionomie, des mêmes attitudes. Réfléchit-on à la journée de celui qui veut ainsi parvenir : de 8 heures à midi, l'hôpital ; un déjeuner hâtif ; de 1 h. à 5 h., l'école pratique ou le laboratoire ; un dîner hâtif ; de 7 h. à minuit, le bouquin.

» Durant 18 heures sur 24 heures, pendant 25 ans, cet homme doit se tenir debout, marchant, parlant, gesticulant, dans la concentration de toutes ses forces, dans l'énergie exaspérée de son esprit. Ajoutez-y la surexcitation de tous les sentiments : l'attente du succès, l'angoisse de l'échec, les anxiétés de l'amour-propre, les douleurs de l'orgueil blessé, la jalousie des rivaux, la nécessité de la lutte, le besoin, la défense contre des complots véritables, les haines et les compétitions perfides ! ! »

Quand on y réfléchit bien, tout est admirablement coordonné dans l'univers et les compensations abondent pour les petits et les humbles ; leur horizon étant plus borné, il suffit de bien peu de chose pour les séduire et apaiser leurs révoltes. Tout cela est relatif et, au fond, il faut toujours en revenir au dicton : « Qu'importe la coupe, pourvu qu'on ait l'ivresse ! »

Plus je vois de près mes semblables et plus je suis convaincu que ceux qu'on appelle les heureux de ce monde ne sont pas heureux. Leurs raffinements n'ont servi qu'à les rendre plus sensibles aux coups d'épingles inévitables de l'existence, qu'à affoler, qu'à détraquer leurs nerfs, qu'à leur faire entrevoir le néant et le vide de toutes choses. Le bonheur, s'il peut se rencontrer quelque part, se trouve de préférence dans le cœur des simples, des âmes peu compliquées et pas trop exigeantes: par conséquent, et c'est là où je veux en venir, c'est le ot de ceux d'entre nous qui ont le mépris de tout ce qui n'est pas beauté ou bonté, qui ont pour consolatrices la Charité aux mains ouvertes et l'Espérance aux ailes déployées !

On a dit que la vie n'avait que deux raisons d'être, ou deux excuses : le travail et le bien. Je connais peu de professions où il soit nécessaire de travailler autant et où il soit permis de se rendre aussi utile. Et cela est vrai, pour les plus humbles comme pour les plus favorisés, pour le modeste officier de santé dont nous parlait M. Jules Simon, le 16 novembre 1893, lors de l'inauguration de l'hôpital international polyclinique, lequel commençait par prendre sa bourse, faire des largesses à ses malades, lorsqu'on l'appelait, comme pour M. Péan qui a réalisé de ses deniers une aussi belle institution.

Mais, sans planer à des hauteurs peut-être exagérées, arrêtons-nous aux côtés prosaïques de notre sort. Quelle est, je vous le demande, la profession qui pourrait nous permettre plus d'indépendance? Comparez votre prétendue sujétion à celle des subordonnés du colonel Ramollot ou de tel chef de bureau, brute autoritaire qui est la terreur de son personnel. Il faut sourire même à leurs inepties : en voilà un exercice fatigant pour des inférieurs ! Rien ne vous oblige à ce rôle de basse humilité des Silvio Pellico administratifs, des forçats du rond de cuir et du carton vert.

Vous gagnez moins que l'épicier du coin, c'est vrai, mais vous êtes plus estimé que lui ; on vous reçoit partout, on vous décore, on vous élève des statues, tandis qu'on montre au doigt tous les Turcaret, grands et petits, qui pullulent sur le dos de la plaintive humanité.

La maison du parvenu d'à côté est bien tapageuse, à côté de votre humble logis, mais les remords l'habitent, tandis que la considération générale vous est acquise.

Vous ne pouvez pas passer vos journées aux courses ni vos nuits au cercle, mais cela vous empêche de ruiner votre santé et votre bourse. Et puis le spectacle de la nature, des aubes roses, du ciel bleu et des nuits étoilées, dans la gaieté du matin et la paix du soir, vaut bien l'atmosphère peu salubre des salons. La bise ne souffle que de temps en temps et le soleil n'est pas toujours torride. Il y a des heures délicieuses à passer pour qui aime les champs, les fleurs, les bois, les moissons, et ces heures bénies, reposantes, sont certainement les plus nombreuses.

Votre personnel de serviteurs se réduit au plus strict nécessaire, à une cuisinière un peu primitive, mais qui ne vous sert que des choses saines, et à un factotum qui cumule les attributions de jardinier, de palefrenier, de cocher, qui vous coûte peu cher et vous est encore fort dévoué, par dessus le marché. Votre lot ne doit pas vous faire regretter les Lisette et les Pasquins, les soubrettes et les valets de tout ordre qui empoisonnent l'existence des citadins.

Le vin de votre cave n'est pas coté parmi les grands crus, mais vous le récoltez vous-même et vous savez qu'il n'est pas frelaté. Votre estomac y est si bien habitué que vous supporteriez difficilement le jus d'une autre treille que la vôtre.

Le tableau de la misère des campagnards n'est pas réjouissant ; mais la vue de celle des grands centres, et en particulier du bagne parisien, est navrante. Les révoltes de tous ces malheureux sont autrement pénibles que la résignation passive des pauvres ruraux qui vous entourent.

On vous paie mal, c'est certain, mais vos besoins ne sont pas très grands. Comparez, après tout, votre sort à celui des innombrables fonctionnaires, des budgétivores faméliques, qui sont obligés de vivre et de soutenir leur famille avec les maigres appointements que l'État leur alloue.

. . . .

Concluons en disant que les médecins sont tout aussi bien partagés que les autres mortels. Les ennuis qui peuvent les assaillir tiennent moins à leur profession

Grellety. — 3.

proprement dite qu'à leur personnalité, qu'à leur éducation, leur caractère, leurs façons d'agir, etc.

Nous sommes les propres artisans de nos maux, de nos afflictions. Il est même bien étonnant que le public, en constatant combien nous sommes prompts à nous débiner, à manquer de déférence les uns pour les autres, nous continue cependant sa confiance. Il est surprenant que celle-ci n'en soit pas plus ébranlée, ce qui prouve une fois de plus la puissance de l'outil que nous avons entre les mains. Notre force serait irrésistible et pourrait produire des merveilles si nous étions plus unis, si nous arrivions à mieux combiner nos efforts, à faire une place plus large à la collectivité, à la poussée en masse.

Les syndicats arriveront-ils à réunir en faisceaux les bonnes volontés éparses, pour les conduire à l'assaut de la routine et des préjugés, pour franchir de nouvelles étapes dans la voie du progrès scientifique et philanthropique ? Je le souhaite vivement.

II

Jusqu'ici, j'ai parlé du médecin en général ; mais je tiens à rendre un hommage spécial à nos confrères ruraux, vers lesquels s'en vont spontanément mes plus chaudes sympathies : Leur vie n'est pas toujours rose ; mais comme elle impose le respect et la vénération !

Tournons donc les yeux vers ces modestes praticiens

si utiles qui tendent de plus en plus à déserter les campagnes; suivons-les dans leurs longues pérégrinations de jour et de nuit, par des chemins transformés en ornières, par le vent et la neige, pendant l'hiver, ou sous un soleil brûlant pendant l'été. — C'est avec une déférence touchante qu'il faut parler de leur sacerdoce, de leur mission parfois si ingrate et si peu rémunératrice : — Comment ne pas être rempli d'admiration pour ce juif-errant philanthrope, qui, d'après Munaret, doit marcher comme un facteur rural, ou monter aussi solidement qu'un postillon ? — Sa destinée, écrit Beaugrand, dans le dictionnaire Dechambre, est loin d'être tissée d'or et de soie. Pour les gens du monde (c'est encore pire pour les paysans), le médecin est taillable et corvéable à merci, toujours à la disposition du public ; pour lui point de repos, jamais il ne doit être fatigué ; l'heure de son repas est celle que l'on choisit pour le venir chercher, ou pour lui parler. Et il ne faut pas que la mauvaise humeur de ces dérangements, souvent pour les motifs les plus frivoles, se trahisse le moins du monde. Son zèle, l'amour de ses malades, doivent être de tous les instants, autrement on déclare qu'il n'est pas à la hauteur d'un sacerdoce, dont on lui impose les devoirs les plus pénibles, sans se croire obligé à la reconnaissance.

« Et c'est aussi pourquoi, été comme hiver, hiver comme été, le médecin rural s'en va continuellement chantant comme cigale durant six mois, portant sous son bras, en guise de violon, sa trousse où se trouvent la clef des dents et la clef des champs tout ensemble. »

Si les fonctions du médecin sont belles, a dit Vicq-d'Azir, c'est moins dans les palais et parmi les grandeurs, où les motifs, soit apparents, soit réels, de l'intérêt, ne laissent aucune prise à ceux de l'humanité, que dans les demeures étroites et malsaines du pauvre. — Là, point de protecteur, point de cupidité, la renommée n'approche pas de ces asiles. Les victimes de la misère, celles de la maladie et de la mort, entassées, confondues, y offrent un tableau déchirant et terrible, c'est là qu'il est possible de faire le bien, où l'homme peut secourir l'homme sans secours et sans témoins.

A cette vie d'abnégation, à tant de belles actions cachées, on peut attribuer ce que François Coppée a dit avec tant d'attendrissement et d'éloquence des lauréats de prix des vertu (séance du 13 mars 1893) : « Ils sont sûrs, absolument sûrs d'avoir fait le bien. Et, en les admirant, nous en arrivons à les envier, ces pures consciences que n'assombrit jamais l'ombre d'un regret, d'un mauvais souvenir.

« Qu'ils le sachent bien, tous ces êtres qui n'ont jamais vécu que pour autrui, loin de nous croire leurs supérieurs, c'est nous, les hommes d'étude et de pensée, qui sommes honorés d'avoir à saluer leurs vertus, et qui le faisons avec mélancolie ; car ils nous enseignent que le cœur a le pas sur l'esprit ; car nous découvrons dans leur âme ce calme moral

que ne nous ont pas donné toutes les ressources de
l'intelligence et qu'ils ont trouvé dans le simple exercice
d'un instinct. »

On est volontiers disposé à considérer les médecins
de campagne comme des agents électoraux, comme les
porteurs du mot d'ordre politique. N'est-ce pas la constatation de l'influence légitime et féconde de nos confrères sur la population qui les entoure et qui sait leur
incessant dévouement ?

Mais les couplets de l'*Ombre,* l'opéra si connu de
Flotow, nous montrent le médecin de campagne, monté
sur Cocotte, qu'on aime presque autant que lui, dans un
rôle plus touchant et plus sympathique : rien qu'en
l'entendant arriver, le malade sourit et bien souvent
guérit !

> Mais à ma porte on sonne,
> La cloche résonne,
> Un chrétien m'attend pour...
> Pour lui donner le jour.
> Allons, Cocotte, en route !
> Il faut, coûte que coûte,
> Préparer de son mieux
> Un baptême joyeux.
> De là, courons ma chère,
> Retirer de l'enchère
> D'un pauvre centenaire
> La modeste chaumière,
> Logis de ses aïeux!...
> Etc...

Évidemment cette poésie ne donnera pas l'immortalité

à son auteur ; mais l'intention y est, c'est l'essentiel, et le musicien a brodé là-dessus de jolis motifs fort pimpants, qui n'éveillent que des pensées agréables.

Oh ! ce n'est pas du v.... Wagner, parbleu ; mais ça fait plaisir tout de même.

Balzac a consacré un volume au médecin de campagne et je crois qu'il serait difficile de donner une plus haute idée de son rôle bienfaisant. — Il s'agit du *bon* docteur Benassis, qui parvint, à force d'énergie et de persévérance, à transformer et à enrichir un misérable canton des environs de Grenoble, qui renfermait de nombreux crétins. — Il tire de sa grande inertie la population ; il ouvre des communications, assainit le pays, corrige les vices d'exploitation de la culture, fait ensemencer des terrains non utilisés jusqu'alors, installe des vanneries, des tanneries et diverses autres industries qui apportent la fortune partout, fait bâtir des habitations irréprochables au point de vue de l'hygiène, etc. « Pendant la seconde année de mon administration. dit-il, soixante-dix maisons s'élèvent dans la commune. Une production en exigeait une autre. En peuplant le bourg j'y créais des nécessités nouvelles, inconnues jusqu'alors à ces pauvres gens. Le besoin engendrait l'industrie, l'industrie le commerce, le commerce un gain, le gain un bien-être, et le bien-être des idées utiles. »

Bref, les progrès intellectuels marchent de pair avec les progrès sanitaires ; il met tout en germe dans les têtes et dans les terres ; le mouvement de la population

et des industries qu'il a établies ne cesse de progresser.
Rien n'y manque, pas même l'assainissement des étables,
et, chose plus précieuse encore, ce vénérable confrère,
qui soignait tout le monde pour rien, parvint à donner
aux mœurs du bourg un esprit doux et fraternel, qui
semblait faire de la population une seule famille.

N'est-ce pas beau et touchant ? — Aussi on peut
répéter avec le commandant Penestas, que si dans toutes
les localités chacun imitait le Dr Benassis, la France
serait grande et pourrait se moquer de l'Europe. . . . .

. . . .

« Il a du bon le coin du feu, écrivait, il y a une
vingtaine d'années, le Dr Simplice, dans ses causeries
de l'*Union médicale*, et j'en jouirais presque sans regret,
si ma pensée ne se reportait quelquefois, alors que le
souffle glacé du nord fait entendre ses âpres sifflements,
et que le givre grésille sur mes carreaux, vers nos
vaillants et courageux confrères ruraux, dont plusieurs,
sans doute, à ces heures tardives et par ces nuits désolées, chevauchent encore par des chemins impossibles.
Il y en eut un, l'an passé, héroïque victime, qui perdit
sa voie pendant une nuit neigeuse, et dont le cadavre
fut retrouvé dans le lit d'un torrent. Dévouements sublimes, quelles compensations trouvez-vous à cette
existence si utile aux autres et pour vous si pénible ? —
Quelles récompenses vous sont réservées pour tous les
services par vous rendus aux populations des campagnes ?... Je vous l'assure, excellents et dignes con-

frères, ces arrière-pensées souvent me gâtent mon coin
du feu et mêlent d'âcres senteurs aux parfums des
jardins et des bois. »

Mais François Fabié, qui a chanté le médecin de
campagne, l'engage à galoper encore vers la ferme où
râle l'enfant, dans les bras de la mère folle :

> Va donc toujours, bon médecin !
> La douleur sonne son tocsin :
> En toute saison, à toute heure;
> Va ! remets du courage au sein
> De celui qui crie ou qui pleure.
> Sauve le plus que tu pourras
> De la faucheuse aux maigres bras,
> Jusqu'à l'heure où tu t'en iras,
> Sans regret, la trouver toi-même !

Une des plus douces récompenses du médecin de
campagne, quoiqu'il soit âgé, qu'il ne soit plus dans le
mouvement, est de faire partie en quelque sorte de certaines familles reconnaissantes, trop rares, hélas, dont il
reste le guide, dont il ne sort plus que lorsque les infirmités ou la mort l'enlèvent à son ministère, dans lequel
il est remplacé par son fils, ou par un successeur qu'il
avait pressenti et préparé.

Ces sortes de contrats, auxquels tout le monde
gagnait, tendent à disparaître, par suite de la facilité
des communications, du développement des voies ferrées
et télégraphiques, qui permettent de faire appeler rapidement le spécialiste en vogue de la ville la plus rapprochée;
mais c'est vraiment grand dommage que cette confiance

patriarcale, à laquelle je viens de faire allusion, ait une tendance à s'amoindrir, à disparaître : « Là, où cette confiance pleine et entière n'existe pas, a écrit Foussagrives (Dictionnaire de la santé, p. 273), le rôle du médecin est d'une douloureuse aridité, et, eût-il les meilleures intentions du monde, la conscience la plus droite, l'esprit d'abnégation professionnelle le plus complet, il n'y a qu'une sécurité relative pour les familles. La confiance double en effet les forces du médecin ; elle augmente sa responsabilité, mais elle lui donne en même temps l'entrain et les forces qui lui sont nécessaires pour la porter ; son initiative, qui n'a pas à s'occuper d'interprétations malveillantes, est plus entière ; il fait pour le mieux, sûr qu'il ne sera ni trahi, ni abandonné, et il se livre tout entier et sans partage à ces méditations et à ces recherches au bout desquelles est le salut des malades, si le salut est possible. Nous sommes ainsi faits que la confiance nous exalte et que le doute nous déprime, et que nous sommes plus près de ne plus croire en nous-mêmes quand on a cessé d'y croire autour de nous. Et de là des demi-moyens, des hésitations préjudiciables ; des médications énergiques remplacées par d'autres qui le sont moins, des capitulations de doses, des résolutions graves ajournées au lendemain. une situation douloureuse et ingrate pour les médecins, fausse et sans profit pour la famille. »

On ne peut pas s'occuper sans relâche de thérapeutique. et de chirurgie, et, de même que dans un jardin on trouve des fleurs à côté des légumes prosaïques réclamés par la cuisinière, de même nos confrères de là-bas fêtent quelquefois les Muses, comme diversion à leurs travaux habituels !

Un certain nombre d'entre eux ont même montré que le positivisme des sciences naturelles n'exclut pas l'inspiration poétique, non plus que la connaissance de l'histoire et des antiquités. — Évidemment, les ornements de l'esprit leur sont de peu d'utilité vis-à-vis de la majorité de leurs clients. Mais si le culte des lettres et des arts ne leur procure pas d'avantages professionnels, ils parviennent ainsi à charmer le temps qui s'écoule entre leurs visites, à remplir agréablement les longues veillées de l'hiver : le refuge dans un monde idéal est la seule ressource de ceux que le monde réel ne peut contenter !

C'est une vraie consolation pour eux, de pouvoir vivre dans le commerce des esprits d'élite, de tous les temps, de peindre, dessiner, écrire leurs impressions ou des causeries humoristiques, de correspondre avec un ami sûr, de faire de la musique avec une compagne bienveillante ou des enfants qui présentent quelques dispositions. Évidemment, ce ne sont pas des exécutants de premier ordre; leur talent ferait sourire les habitués du Conservatoire ; mais ils n'ont pas non plus la prétention de s'exhiber en public.

Cela vaut encore mieux que d'aller s'abrutir dans le cabaret voisin, que d'y jouer avec des cartes sales, en compagnie de partenaires encore plus sales, en buvant de la bière inqualifiable, dans des verres mal rincés.

Je ne terminerai pas sans former le vœu que les médecins de campagne ne paient pas de patente, que leur pauvre bique ne soit pas taxée comme cheval de luxe, qu'ils puissent devenir avant peu, avec l'organisation de l'assistance publique dans les cantons, des fonctionnaires largement salariés avec une retraite honorable, le tout en rapport avec les services qu'ils rendent, de façon à ce qu'ils n'aient pas envie de lâcher pied et de gagner la ville voisine. Les populations reconnaissantes s'empressent de donner leurs voix à leur docteur, pour le faire entrer au conseil municipal, au conseil général : ce sont des compensations insuffisantes. Je voudrais, qu'en dehors des émoluments auxquels je faisais allusion tout à l'heure, le gouvernement fît tomber fréquemment ses faveurs sur leur boutonnière.

Tout médecin de compagne, après vingt-cinq ans d'exercice, devrait être décoré : ce serait une distinction bien justifiée !

Invidia medicorum pessima !...

Depuis longtemps je désire faire justice de ce dicton
perfide, inspiré un jour de colique ou de mauvaise humeur
à je ne sais quel misanthrope, qui voudrait faire croire
que les médecins n'ont pas de plus grand souci que de
couper les chardons sous la dent de leurs voisins.

Je ne connais rien de méprisable comme l'envieux qui
s'acharne contre ceux qui ne lui ont jamais nui et dont il
ne redoute aucun préjudice : le seul fait qu'on jouit
d'un bien dont il est privé, suffit pour qu'il vous déteste.
N'est-ce pas inique ?

La Fontaine, dans une de ses fables, a dénoncé cette
vilaine maladie, ordinaire aux gens qui exercent la
même profession, suivent la même carrière et ne peuvent
souffrir qu'un concurrent vienne manger au même rate-
lier :

> Quand des chiens étrangers passent par quelque endroit,
>   Qui n'est pas de leur détroit,
>   Je laisse à penser quelle fête !
>   Les chiens du lieu, n'ayant en tête
> Qu'un intérêt de gueule, à cris, à coups de dents,
>   Vous accompagnent ces passants,

> Jusqu'aux confins du territoire.
> Un intérêt de bien, de grandeur et de gloire,
> Aux gouverneurs d'États, à certains courtisans,
> A gens de tous métiers en fait tout autant faire.
>   On nous voit tous, pour l'ordinaire,
> Piller le survenant, nous jeter sur sa peau.
> La coquette et l'auteur sont de ce caractère :
>   Malheur à l'écrivain nouveau !
> Le moins de gens qu'on peut à l'entour du gâteau
>   C'est le droit du jeu, c'est l'affaire.

Dans cet acte d'accusation, il n'est pas question des médecins : Je me plais à le constater dans ce journal, qui voudrait pouvoir établir un droit prohibitif contre toute atteinte portée à l'esprit de confraternité, qui a pour but l'union de tous les membres de notre grande famille.

Oh! certes, tout n'est pas irréprochable et les hommes restent des hommes, quelle que soit leur culture intellectuelle. — Or, l'existence moderne nous transforme en bandes de *struggle-for-lifeurs*, courant fiévreusement à la conquête du bien-être.

Pour vivre, le sauvage tue et l'homme civilisé se tue.

On lutte pour s'élever, on lutte pour ne pas déchoir, on lutte toujours et sans trêve, comme sans merci. Il y a des vainqueurs et des vaincus dans la mêlée, et il ne faut pas s'étonner outre mesure, si quelques renards évincés grognent en face de la treille qu'ils n'ont pu atteindre.

Il n'y a pas de bergerie qui ne contienne des brebis galeuses, et, comme notre troupeau scientifique comprend de quinze à seize mille têtes de bétail humain, on comprend qu'il puisse s'en trouver quelques-unes dans le nombre qui ne soient pas supérieurement organisées, qui possèdent des fissures par lesquelles les sentiments mesquins et les basses convoitises ont pu s'insinuer ; mais enfin ce n'est pas la règle, loin de là. — J'estime, au contraire, que notre corporation a presque le monopole des grands dévouements, des larges conceptions humanitaires, de la charité la plus tolérante, qu'elle exclut par conséquent toutes les bassesses, toutes les jalousies, toutes les petitesses.

La jalousie professionnelle a été classée récemment par M. Maurice de Fleury de la façon suivante : Au premier rang, et de beaucoup, messieurs les explorateurs et géographes du continent noir ; ils font semblant de se sauver les uns les autres et se dévorent de leur mieux, ni plus ni moins que des anthropophages qu'ils fréquentent trop, voyez-vous ! Livingstone se portait bien, Emin-Pacha se trouvait à merveille. Stanley a fait semblant d'aller les délivrer, simplement pour les amoindrir, et il en a dit pis que pendre !

Puis viennent les statuaires, et les peintres, sitôt près. Ce sont, ensuite, les actrices, bonnes petites camarades qui se déchirent à qui mieux mieux. Les gens de lettres, gens d'esprit, ont, eux aussi, la raillerie cruelle. Et tout en bas, tout en bas de l'échelle — bien au dessous des philosophes, des astronomes et des avocats — les moins malicieux sont encore les médecins, qui ne haïssent guère que les charlatans trop connus.

Il y a beaucoup de vrai dans cette déclaration et je vais essayer de le démontrer, en élargissant ce cadre, en y ajoutant de plus amples constatations.

. . . .

Il n'a pas été question tout-à-l'heure des militaires, que je ne veux pas déprécier pour cela ; mais, depuis les temps les plus reculés, leurs rivalités ont ensanglanté les peuples. La pièce de Sardou, Cléopâtre, a naguère fait revivre le désastreux antagonisme d'Octave et de Marc Antoine.

Aujourd'hui, entrez dans n'importe quel café de province, hanté par des officiers, où sous chaque table s'allongent des pantalons garance, où sur chaque tabouret s'épanouissent des uniformes galonnés. Les uns apprennent la stratégie en faisant manœuvrer le double-six, les autres se livrent à des ingurgitations diverses, ceux-là cuvent leur absinthe, en faisant semblant de penser à quelque chose ; d'autres devinent les rébus de l'*Illustration* ou lisent le journal jusqu'à la signature du gérant, jusqu'aux réclames dans lesquelles un curé de campagne exprime sa naïve gratitude d'être enfin guéri d'une constipation opiniâtre.

Bref, ils charment de façon aussi variée qu'intelligente les loisirs que Mars laisse à ses enfants.

Mais, dans leurs intéressantes conversations, il y a une chose qui revient toujours, qui domine tout, c'est

celle de l'avancement, cette thèse inépuisable des ambitions et des rancunes à épaulettes ! — Quelle ample matière à récriminations, énoncées d'une voix retentissante.
Comme on maudit les privilégiés, les favoris, qui passent
au choix, qui sont décorés avant les anciens, etc...

Il n'y a rien de pareil chez nous, on en conviendra.

. . . .

Si nous jetons un coup-d'œil sur le commerce, nous
nous heurtons à une jalousie encore plus grossière. Il n'est
pas d'épicier ayant connu le commercial déshonneur de
l'attouchement d'un huissier, qui n'accuse son plus proche
voisin, dont les inventaires sont superbes, de mettre de
l'eau dans son vin (je veux dire celui qu'il vend au public),
et ne suspecte l'innocence des plateaux dont il se sert.

Plus on descend bas, plus les convoitises des petits et
des humbles sont âpres et mordantes : faméliques et
replets, humbles et vaniteux, trébuchants et parvenus,
semblent prêts à s'entre-dévorer. — On grise les mineurs,
les ouvriers, avec de grands mots vides de sens et ils
n'aspirent qu'à déloger les bourgeois et les capitalistes,
pour se mettre à leur place.

Et les cancans de la portière, croyez-vous qu'ils épar-
gnent aucun des locataires de la maison, même les plus
généreux ?

Les cuisinières de Paris tiennent, chaque matin, chez
la fruitière ou le boulanger, les assises devant lesquelles
comparaissent leurs maîtres, et le jury, inutile de l'écrire,
n'est jamais indulgent.

En somme, la méchanceté humaine s'élance à la grimpée des monts, tout comme elle se glisse dans la plaine ; on la trouve partout bien armée, aussi bien dans la patrie d'Ophélie que dans celle de Tartarin.

La mort récente d'Octave Feuillet, l'écrivain délicat, qui n'a jamais consenti à mêler la moindre parcelle de cuivre à l'or fin de son style, n'a-t-elle pas eu pour résultat de réveiller les âcres colères de nos plus redoutables oseurs, des nouveaux Philistins qui croient avoir conquis Israël et préfèrent ce qui sent le torchon à ce qui fleure l'iris ?

Si nous abordons la littérature dramatique, nous y trouverons également de remarquables exemples de parti-pris : — Il suffit d'avoir assisté à n'importe quelle première, pour être fixé à ce sujet : Une partie de la salle exalte outre mesure l'œuvre nouvelle et s'extasie à chaque tirade, tandis que l'autre moitié crie bien haut que « c'est infect, idiot, inepte ». — Des explosions de joie éclatent sur les visages des adversaires, lorsque l'insuccès devient manifeste ; ils se frottent les mains avec délire, dès que le *four* a été dûment constaté. — Il s'agit d'assassiner la pièce, serait-elle parfaite, et tous les moyens sont bons pour ces frères ennemis, sans pitié, ni loyauté.

Je n'apprendrai en effet rien à personne en montrant du doigt les camps hostiles, qui cherchent à faire prévaloir leurs idées, au détriment du voisin, en dehors de la réserve et de la courtoisie la plus élémentaire.

Aussi, lorsqu'une pièce appartenant au *genre ancien* est l'objet d'une cabale, on ne manque pas d'accuser les partisans du *dogme nouveau*. La réciproque est également vraie : Qu'il se produise des grognements ou des rires indiscrets dans le sanctuaire naturaliste, on se hâte d'insinuer que ces bêcheurs systématiques sont des classiques, ceux même qui sont en possession de la rampe au Théâtre-Français.

Lisez ensuite les feuilletons dramatiques inspirés par cette bonne foi réciproque et vous ne serez plus étonnés que l'auteur soit assommé par les uns et encensé par les autres.

Comme contraste, je me contenterai de signaler l'enthousiasme à peu près unanime du monde scientifique pour les découvertes de notre Pasteur.

. . . .

C'est presque avec hésitation que je me risque, sur le terrain toujours glissant de la politique. Sans remuer des cendres encore brûlantes, sans parler des haines suscitées en France par le dernier parti qui a cherché à s'emparer du pouvoir, nous n'avons qu'à jeter un coup d'œil en arrière.

Inutile de remonter aux Mérovingiens et aux Carlovingiens; ne nous éloignons pas trop de l'époque moderne : — Est-ce que notre pays ne faillit pas périr dans la tempête soulevée par la Ligue ? L'aristocratie, étourdie, décimée par Richelieu, ne fit-elle pas une suprême protestation avec la Fronde? — Mais rien ne saurait donner une idée plus épouvantable de la passion politique que les haines sanglantes qui minèrent la Convention.

Plus près de nous encore, on se souvient des polémiques fiévreuses, des luttes sans merci de Guizot et de Thiers, ainsi que du fanatisme de leurs partisans. Enfin, qui pourra supputer les montagnes de haines, d'injures, de calomnies, d'ignominies, soulevées par les dernières élections? — Un certain nombre de médecins se sont alors trouvés mêlés à la bagarre, et, c'est, emportés par le courant, surexcités par la mêlée farouche des partis, qu'ils ont prodigué inconsidérément les horions à ceux qui ne voyaient pas par leurs yeux ou qui n'acceptaient pas leur mot d'ordre.

. . . .

J'aurais trop beau jeu pour parler des jalousies féminines, qui s'aiguisent de perfidie et que rien n'apaise, dans l'ombre où elles se trament.

Car la plus belle moitié du genre humain (pitié pour les rides de cette vieille locution!) semble n'avoir qu'un but : Séduire et s'imposer à notre admiration, en dehors de toute concurrence. Aussi, que de coups de griffes donnés par ces jolis monstres ! Que de venin s'échappe de ces lèvres, qui semblent uniquement faites pour sourire et dire des choses tendres !

Lorsque deux femmes se rencontrent, même lorsqu'elles ne sont pas rivales et ne chassent pas le même gibier, la première chose qu'elles font, c'est de se dire des compliments, et la deuxième, de se chercher des défauts ou des ridicules : (Que de laideurs se cachent sous les éblouissements de la forme, et comme il est heureux, pour notre bonheur, que la nudité des âmes soit encore plus dissimulée que celle des corps !)

Oh ! fi de l'envie enfiellée, qui, ne pouvant s'élever jusqu'au mérite, pour s'égaler à lui, tâche de le rabaisser.

Marmontel a eu beau dire que l'envie honore la vertu, encore qu'elle s'efforce de l'avilir, et Hoffmann, que l'envie est l'ombre de la gloire, je ne crois pas que ce soit un mal nécessaire, ni que ses coups d'aiguillon excitent favorablement les âmes, même les mieux trempées. Je crains bien plus la contagion du mauvais exemple et les dangers du ressentiment. Le désir de se venger semble légitime en pareil cas, et il est bien rare que l'indignation ne dicte pas un châtiment disproportionné. Le mieux serait de planer au dessus de la malignité de certains propos et de ne pas s'exposer aux traits acerbes des méchants. Ce n'est pas toujours facile, sans doute; mais dans notre profession, si nous faisons souvent des ingrats qui nous dénigrent, nous avons pour nous, en revanche, les cœurs reconnaissants qui se souviennent. Ils se chargeront de rétablir l'équilibre et de nous faire rendre justice, lorsque nous n'aurons pas démérité.

Malentendus !

Sermo datur cunctis, animi sapientia paucis.

Il y a deux corporations, qui, de temps immémorial, ont fait preuve envers nous d'une sorte d'hostilité systématique : ce sont les magistrats et les journalistes.

On m'assure que, pour ces derniers, leurs violences de plume ne dépassent pas leur encrier, ou la salle de rédaction, que c'est un besoin pour eux de s'attaquer indifféremment à tout et à tous. Cette sorte de boxe littéraire, qui consiste à donner des coups d'étrivière, sans en recevoir, leur serait utile pour détendre leurs nerfs et les mettre en belle humeur. Leur copie remise, et surtout l'article à sensation, avec un éreintement de première classe, bien rémunéré, ils redeviennent doux, tolérants et équitables comme les autres mortels.

Et puis, comme l'a dit un journaliste lui-même, M. Saint-Hérem, que je tiens à citer :

« Le journalisme est une industrie ouverte à tout le monde. On y rencontre des écrivains honnêtes, on y coudoie aussi des drôles. Chaque profession n'a-t-elle pas ses élus et ses réprouvés ? Le régime de liberté illimitée ouvre carrière, il faut en convenir, aux menées les plus effrontées. En de certaines mains, un journal est une escopette qu'on utilise pour se procurer de l'argent, des fonctions, des décorations. Il suffit d'être ce qu'on nomme une puissance, et on acquiert cette qualification dès qu'on vend trente mille numéros. L'impunité relative assurée à la diffamation permet de faire capituler les banquiers, les ministres, les particuliers influents ; ils paient pour avoir la paix. Qui oserait lutter contre la presse ? Il a fallu un soulèvement véhément du dégoût public pour qu'on se décide à réprimer les écrits pornographiques. Ce soulèvement s'étendra-t-il jusqu'aux diffamateurs ? Nulle réaction ne serait plus nécessaire. Si l'on n'y met ordre, nos mœurs finiront par s'encanailler. »

Ces messieurs se retranchent, pour nous critiquer, derrière l'exemple de Molière, ce qui ne les empêche pas, à la première alerte, dès qu'ils ont la moindre misère, dès qu'ils se sont mordu la langue, par exemple, ce qui est fort dangereux, lorsque cet organe est venimeux, de recourir avec empressement à l'homme de l'art, qui se venge en leur donnant des consultations gratuites.

On serait mal noté, d'ailleurs, à vouloir se faire payer par eux, puisqu'ils ont trouvé le moyen d'aller et d'entrer partout sans bourse délier.

Ah ! ils ne font rien pour rien et la moindre phrase laudative, le plus mince compliment, la plus insignifiante réclame, doivent leur être payés à tant la ligne, d'une façon quelconque, en faveurs ou en bonne monnaie trébuchante et ayant cours.

Et ce sont eux qui trouvent ensuite que nous ne sommes pas assez désintéressés, qui nous jettent sans cesse à la tête le mot de philanthropie, — comme si chacun n'avait pas le droit de vivre honorablement de sa profession.

Certes, ils ont raison de crier contre l'exploitation et l'excès dans le lucre ; mais enfin le médecin a des charges comme eux et c'est bien injustement qu'on veut toujours le mettre à contribution. — Il ne viendrait à l'idée de personne de déranger gratis un avocat, un fonctionnaire quelconque et même un simple portefaix. Voyez donc les ouvriers, lorsqu'ils viennent poser un clou ou faire un travail insignifiant, comme ils savent allonger leur note et parler de leur déplacement, à la moindre réclamation. Mais quand il s'agit du médecin, il semble à la presque unanimité guerroyante des plumes boulevardières, qu'il n'a pas le droit de réclamer un salaire et de vivre de l'autel, comme les prêtres des autres religions philanthropiques. C'est le même scrupule puéril qui a empêché jusqu'ici les médecins et chirurgiens des hôpitaux de donner des leçons de cliniques payées, alors que c'est à la rétribution des professeurs par les élèves que l'Allemagne doit la multiplicité de ses travaux.

Quant aux juges, même les mieux élevés, tout le monde sait que dès qu'ils ont revêtu la toge et coiffé la toque, ils ne craignent pas de fouler aux pieds, suivant une regrettable tradition, les règles les plus élémentaires de la politesse. Le mépris des interrogés fait le principal lustre de notre magistrature interrogeante. Alors ils abusent singulièrement de leur pouvoir discrétionnaire, du haut de leur fauteuil solennel.

Aussi le public, qui n'est pas fâché de prendre quelquefois sa revanche, est toujours ravi lorsque la magistrature est à son tour mise sur la sellette, dans le livre ou au théâtre, comme dans la famille Pont-Biquet.

On a fait dire au principal personnage des énormités comme les suivantes : « Il faut procéder par intimidation pour provoquer des aveux... même auprès des prévenus qui ne sont pas coupables. — Il est bon de se méfier toujours, même quand on vous dit la vérité, parce que cela n'est pas naturel. »

Rien n'est plus propre que ces lazzi à mettre en liesse les justiciables français.

Ceux qui ont la mémoire ornée se répètent volontiers :

> Suivant que vous serez puissant ou misérable,
> Les jugements de cour vous rendront blanc ou noir.

Dans un de ses articles, vibrants de philanthropie, Séverine, évoquant les cruautés des hommes noirs ou rouges, fustige sans pitié ces « belles brutes sans cœur ni cerveau, dont les lèvres consacrées à la répression sont usées par les répons du Code et les litanies du châtiment. »

Elle est révoltée de ne jamais voir s'épanouir la fleur de pitié dans le cabinet du juge d'instruction, inquisiteur par instinct, sorte de Torquemada civilisé, qui ne s'émeut même pas de la détresse des enfants errants,

abandonnés par leurs parents « pauvres petits-poucets
que deux agents ogres, plus débonnaires, amènent entre
leurs bottes de sept lieues au dépôt. »

Elle voudrait bien les voir s'écarter un peu plus de la
loi pour aller vers la vraie justice, celle qui a dicté
tardivement à l'un des leurs, la pensée subversive que le
vagabondage pourrait bien n'être 'qu'un malheur et non
un crime. Il n'y aurait donc plus lieu d'estampiller d'infamie leur désespoir et de conclure à la déchéance pour
cause de dénuement.

De tout temps, il y a eu fort à dire sur les juges;
Racine ne s'est pas privé de s'amuser à leurs dépens.
Dans l'antiquité, les plaisanteries contre les tribunaux et
les assemblées de la démocratie athénienne reviennent
dans toutes les comédies d'Aristophane; mais il a
consacré spécialement à ce sujet sa comédie des *Guêpes*,
dont le principal personnage, Philakéon, prototype, du
moins à certains égards, du Perrin Dandin des *Plaideurs*,
appartenait au tribunal des Héliastes, lequel occupait le
premier rang après l'aréopage.

Dans ces derniers temps, on a élaboré, dans un but
d'humanité, une loi, destinée à réparer dans la mesure du
possible, les conséquences des erreurs judiciaires. On a
fini par prendre en compassion les innocents injustement
frappés; on ne peut en parler qu'avec une pitié profonde
et rappeler à la modestie les représentants de l'action
répressive de l'autorité.

Je n'insiste pas; le sujet est délicat et je n'ai nullement

envie d'accroître les soupçons et les préventions du public contre l'infaillibilité de la justice humaine !

Mais en voyant l'indulgence dont les juges de tout ordre font preuve vis-à-vis des rebouteurs et des guérisseurs non diplômés ; en constatant, d'autre part, que dans les litiges qui leur sont soumis, ils ne perdent jamais une occasion de réduire les honoraires des demandeurs, on peut se demander sans irrévérence, si un sentiment inconscient de mesquine jalousie ne dicte pas leur conduite, s'ils ne considèrent pas le médecin comme ayant une profession beaucoup plus avantageuse que la leur, et si ce n'est pas une raison pour eux de faire pencher la fameuse balance de la justice du côté des paysans madrés ou des commerçants de mauvaise foi, qui crient qu'on les écorche, et usent de tous les moyens pour s'acquitter dans les prix doux.

On s'étonne de ne pas trouver, dans Molière, la caricature des enjuponnés du palais et de la barre, dont les travers et les ridicules ont été récemment mis en relief par un journaliste habitué des chambres. Il nous a appris l'âpreté des intéressés pour enlever une cause, les vilains côtés du métier, la différence qui existe entre l'aptitude à bavarder, la faconde d'un diseur, et le mérite intellectuel.

Hector Pessard raconte que M. de Girardin souriait ironiquement quand ses jeunes collaborateurs lui apportaient des articles contre la peine de mort : « Ce négateur du droit de punir leur faisait observer qu'ils feraient un plus utile usage de leur encre et de leur papier en déclarant la guerre aux petits abus, embusqués derrière les articles du Code. Il soutenait que la guillotine était une exception dans la vie sociale et que les arrestations arbitraires, la détention préventive et prolongée, les verdicts iniques dans les affaires correctionnelles, les lenteurs épuisantes de la justice menaçaient bien plus le repos et la sécurité des citoyens que le couteau de M. Deibler. Tant de sollicitude pour les assassins, tant d'indifférence pour des milliers d'honnêtes gens, exposés aux sévices de la magistrature, agaçaient l'énergique vieillard aux larges et puissantes utopies, mais en même temps d'un rare bon sens et d'un esprit si pratique. Il s'agitait rageusement, énumérant, numérotant tous les fils incassables que tisse sournoisement, dans la poussière de ses cartons, pour nous en ligotter, l'araignée administrative. »

J'aurais beau jeu, si je voulais parler des expertises médico-légales et des tracasseries de tout ordre, formalités enfantines, paperasseries, qui attendent les praticiens requis par le parquet ou un juge d'instruction quelconque. Ah ! leur intervention n'est guère prisée et la besogne souvent rebutante qui leur est confiée, ne paraît pas avoir beaucoup d'importance, si on s'en rapporte à la façon dont elle est taxée.

Aussi, comme je comprends la révolte des confrères qui ont refusé de marcher et d'obéir à ces réquisitions, dont la rémunération est vraiment dérisoire. Il aurait

semblé logique de tenir compte des réclamations univer-
selles ; au lieu de cela, on a préféré nous faire de nouvelles
niches, et quoiqu'on ait constamment le mot de liberté à
la bouche, on a osé inscrire le mot obligation dans un
nouveau texte de loi. Pourquoi n'en fait-on pas autant
pour les autres corps de métier? Cela simplifierait bien
les choses et chacun n'aurait plus qu'à se mettre en route
à la sommation du premier bureaucrate venu. Non, tout
cela n'est pas équitable : créez des fonctionnaires à vous,
si bon vous semble ; payez-les grassement, avec notre
argent, pour qu'ils puissent se consacrer à leur tâche ;
mais ne demandez pas à d'honorables pères de famille,
qui rentrent fourbus de leurs courses, d'abandonner le
coin du feu qui les attend, sans une compensation
raisonnable.

Paul Perret, dans un de ses articles, a pris à partie
ces messieurs de la robe rouge ou noire : « Magistrats
d'une démocratie, dit-il, ils nous parlent, à nous les
justiciables, comme faisaient les grands robins de l'ancien
régime : *Fille* une telle, vous êtes appelée comme témoin.
Femme une telle, que savez-vous ? Et vous, *sieur* un
tel ? » Ces malhonnêtetés traditionnelles les enchantent
et font rire le public ; malheureusement cette gaieté
engendre le libre examen. Que sont-ils donc, ces juges
altiers et d'où viennent-ils ? Un jeune homme de la classe
bourgeoise décide qu'il sera juge, comme un jeune homme
des classes populaires se détermine à se faire débardeur
ou menuisier. Pour ce, le jeune bourgeois s'en va à

l'École de droit, devient licencié, puis avocat, et, revêtu de ces grades, se propose au choix d'un ministre qui le revêtira de la toge et du bout d'hermine, si les opinions politiques du candidat n'ont point lieu de lui déplaire. Une forte dose d'illusion est nécessaire pour croire qu'une pareille investiture peut éveiller le respect des foules, en un temps et en un pays où l'on a supprimé les dieux et congédié les rois. »

Mais je ne veux pas envenimer encore les choses et j'arrête là mon réquisitoire pour faire appel à la conciliation, pour souhaiter qu'il existe plus de concorde et de sympathie entre deux corporations de citoyens, qui ont si souvent besoin les uns des autres. Il s'agit que chacun y mette de la bonne volonté ; dès lors, les froissements deviendront plus rares et les points de contact moins épineux.

C'est à tort qu'on oublie les affinités morales qui, au fond, existent entre la médecine et les gens de loi, avocats, magistrats, etc.

Comme l'a fait remarquer le D\u02b3 Lassalle : « Nos deux professions ont conquis et mérité ce beau titre de profession libérale et, par ce côté déjà, nous sommes un peu de la même famille, quelque chose comme des cousins germains qui, sortis d'une commune origine, ont suivi dans la vie des routes différentes ; nos deux professions vivent, hélas ! l'une comme l'autre, des misères et des tribulations humaines, les procès, vous en conviendrez, ne valant guère mieux que les maladies ; toutes les deux ont encore le trait commun de nous procurer (Dieu sait au prix de quels labeurs, de quels déboires !) l'indépendance dans le travail et la légitime fierté de ne relever que de nous-mêmes ; enfin, et c'est le trait d'union qu'il me plaît surtout de faire ressortir, nos deux professions ont été toujours et resteront, quoi qu'on dise, la grande école du désintéressement, [le principal asile des esprits généreux, ardents, passionnés pour la justice et pour la liberté. »

Avec de semblables traits d'union, la bonne entente devrait être facile. Je la souhaite complète, inébranlable, pour l'avenir.

Puisse le grand Salomon faire tomber quelques rayons de sa sagesse et de sa lucidité sur la presse et sur la magistrature française.

Le mal et le bien qu'on a dit des médecins.

Le Dr Witkowski a écrit plusieurs volumes sur le mal qu'on a dit des médecins et il les dédie à ses confrères : — « Dieu merci, dit-il, nous pouvons à notre aise rire de qui rit de nous. Si nos malades vont mal quelquefois, en revanche la médecine se porte toujours assez bien. Que l'humanité nous raille, l'humanité n'en sera pas moins pendue à nos sonnettes, de jour et de nuit. »

Le sympathique auteur a colligé avec soin les sarcasmes les plus mordants, les accusations les plus injustes, les calomnies les plus noires, les invectives les plus violentes, que contiennent, à l'adresse de la gent qui saigne et qui purge, ces vastes sottisiers qu'on appelle des bibliothèques. — Je me dispenserai de parcourir ce dossier de récriminations ; je me contenterai d'offrir à mes lecteurs un spécimen des plaisanteries que l'on trouve un peu partout sur notre compte et que nous savons accepter, sans nous en fâcher. — Cette infusion de pensées.... sauvages me permettra ensuite de faire passer plus facilement, sous leurs narines, les fumées capiteuses de l'encens.

I

Voici tout d'abord le *Charivari*, qui annonçait récemment le fait suivant, aux dernières nouvelles :

Une querelle a éclaté entre deux de nos médecins connus. On assure qu'un duel est résolu : — Ils se battront à l'ordonnance !

*

Du même accusateur. — Entre deux confrères de la Faculté de Paris :

— Avez-vous des nouvelles de X... ?

— Hélas ! notre pauvre collègue est bien bas... un lent suicide...

— Vraiment, vous croyez ?

— Parbleu ! Il se soigne lui-même.

*

Tout le monde sait qu'en cette fin de siècle faisandé, l'Anémie est reine chez nous et que cette reine a engendré une infante, qui s'appelle la princesse Névropathie. A elles deux, la mère et la fille ont mis le corps et la raison de leurs sujets dans le plus pitoyable état. — Quant à la cause de cet accident fâcheux, elle a été attribuée par des gens qui n'ont pas ri en l'écrivant :

1° Un peu aux guerres de l'empire qui tuèrent, au commencement du siècle, tout ce qu'il y avait de robuste en France, ne laissant que les débiles pour faire souche ;

2° Et surtout, aux médecins qui, pendant cinquante ans, suivirent la doctrine de Broussais, et, par la saignée et les sangsues, tirèrent tant de sang à nos pères, qu'il ne leur restera plus que de l'eau rousse à faire passer dans les veines de leurs fils.

***

On connaît le reproche du Dr V... au Dr B... : Ah ! vous m'avez fait une belle besogne, pendant mes vacances. — Comment ! je vous confie des malades que je soigne depuis des années et vous me les guérissez en un mois. C'est raide !

***

Les anecdotes qui suivent sont inspirées par la même malignité... sans portée, *sine ictu :*

— Eh ! bien, cher ami, comment va la belle-mère ?

Le cher ami, d'un air piteux :

Sauvée, mon cher, sauvée. Et, pourtant, j'avais appelé à son chevet les trois médecins les plus... terribles, que j'ai pu découvrir.

***

Entendu au club :

— En somme, qu'est-ce que la médecine ? Un libre-échange. — Le malade prend l'avis du docteur et le docteur prend la vie du malade !

***

Un particulier, qui avait perdu son emploi, ayant dit en public qu'il en coûterait la vie à plus de cinq cents personnes, ce propos vint aux oreilles du ministre de la police, qui le fit arrêter : « Que prétendiez-vous par cette menace ? lui dit-on à son interrogatoire. — Moi, répliqua-t-il, je n'ai menacé personne ; je voulais seulement dire que j'allais me faire médecin. »

Un avocat, qui affirme que les pharmaciens sont nos complices, que ce sont les aide-bourreaux de la Faculté, disait récemment à un de ses clients, qu'il faut toujours être en excellents termes avec son médecin, qui peut toujours se venger : S'il ne le fait point, c'est qu'il est magnanime.

Une autre langue intempérante a prétendu que dans le duel entre le malade et le médecin, tout l'avantage est pour ce dernier, parce que s'il n'y a pas toujours de profit à prendre une médecine, il y en a toujours à la prescrire.

La *Belle opération*, qui a été jouée chez M. Antoine, à la fin de novembre dernier, représente le nec plus ultra de la critique acerbe et du parti-pris.

Cette élucubration nous fait voir une femme affligée d'une tumeur intestinale ; on va l'opérer tout à l'heure. Les internes arrivent et lui mettent les instruments sous le nez. Puis, c'est le « professeur » qui fait un long discours sur la libre férocité de sa profession. Tous les autres bourreaux passent dans la salle voisine, où l'on a transporté la malade, et l'on vient annoncer qu'ils l'ont tuée, — mais en conscience. Cette satire de la Faculté ressemble à la vengeance d'un carabin évincé pour cause de malpropreté dans ses fonctions. Elle a soulevé le cœur des habitués du Théâtre-Libre, qui pourtant ont le cœur solide.

C'est avec le même parti-pris qu'un M. Ledrain, philologue, professeur à la Sorbonne et journaliste à ses moments perdus, a prétendu, dans l'*Éclair*, que les médecins étaient les plus dangereux ennemis des maris, qu'ils n'avaient d'autre souci que d'orner leur front et d'amoindrir leur bourse. Le docteur Hervouet s'est chargé de lui répondre dans le concours médical (14 oct. 1893) :

« Je ne veux pas dire, écrit-il, qu'il n'arrive pas parfois quelqu'aventure entre un médecin et une cliente; mais c'est l'exception et c'est plutôt l'homme que le médecin qui est en cause. Encore faut-il bien spécifier que dans la grande majorité des cas, ce n'est pas la cliente, la seule des trois à qui vous réserviez en réalité votre compassion sensible, Monsieur Ledrain, ce n'est pas la cliente qui est la victime, mais bien le médecin. Oui, victime des coquettes qui cherchent un amusement, de demi-mondaines qui désireraient bien ne pas régler leur note d'honoraires, de névropathes, ennuyées et ennuyeuses! Et si le médecin sait généralement conserver son sang-froid, et éviter les tentations, c'est qu'il n'est pas un novice, c'est aussi qu'il n'est pas seulement un matérialiste, comme vous le dites, et qu'il juge l'humanité en philosophe, qu'il l'a soupesée; c'est enfin que toute chute l'éloignerait de son but qui est de vivre et de conquérir un peu de bien-être, auquel il a droit plus que personne. Vous avez probablement entendu, naïf professeur, quelque personne mûre soupirer un : « Oh ma chère, ce qu'il est entreprenant, ce médecin ! » avec au fond du cœur le regret qu'il ne l'ait pas été suffisamment; et c'est là l'origine de la légende que vous essayez de créer.

» Le médecin, dites-vous, s'occupe avant tout de ses intérêts; et vous ricanez en l'appelant l'apôtre de l'hygiène. Il l'est, en effet, Monsieur, et c'est là justement ce qui montre que s'il a souci de ses intérêts, cela ne l'empêche nullement de travailler de toutes ses forces pour le bien de l'humanité. Quand il lutte pour la propagation de la vaccine, pour tous les soins de propreté nécessaires à la vie, surtout à la vie des enfants nouveau-nés, pour l'extinction des maladies contagieuses, quand il lutte contre la terrible maladie qu'on nomme la tuberculose, en faisant prendre toutes les mesures hygiéniques capables d'empêcher sa propagation, quand, parlant à l'ouvrier comme au commerçant, il lui montre le danger du cabaret ou du café, songe-t-il qu'il empêchera ces gens d'être malades, et que s'il leur est utile,

personne ne viendra l'en récompenser ! Non pas, il le
fait, parce qu'il a plus que personne l'amour de la
vérité et la conscience de son devoir. Il sait très bien
qu'il ne récoltera la plupart du temps qu'ingratitude ;
mais rien ne l'empêchera de recommencer, non rien,
pas même les ricanements des Ledrains de tous les temps.»

II

Ces récriminations sont certainement très drôles ;
mais qui ne sent qu'elles sont fausses, exagérées, ou
dictées bien plus par le désir de faire un bon mot
que par un esprit d'hostilité réelle ? — Notre amour-
propre, qui aurait le droit de le prendre de haut,
pourra se dispenser de sortir son grand sabre du
fourreau, pour crever ces bulles de savon. — Il suffira,
pour rétablir l'équilibre, de faire la contre-partie de
ces facéties : « Les dogmes et les lois, a dit Boyer,
varient suivant les temps et suivant les lieux ; l'œuvre
du médecin ne change jamais : Son sacerdoce ne se
circonscrit point, parce qu'il n'a pas d'autres limites
que celles de l'humanité. Il est le frère de tous ceux
qui souffrent et proclame ainsi le dogme véritable de
l'universelle fraternité. — Il peut dire et montrer à
tous, pour consoler les faibles et pour instruire les
grands, que nous commettons les mêmes fautes expiées
par les mêmes douleurs, et que, soumis à des destinées communes, nous devons tous nous secourir et
nous aimer ! »

** **

La médecine est contemporaine de la souffrance, et, par conséquent, de l'humanité. Mais il a fallu qu'elle accumulât son action utile à travers les siècles, avant d'apparaître comme un instrument de bien-être et d'ordre social.

La plaisanterie est devenue un hors-d'œuvre inoffensif et disparaît devant le caractère nouveau, que tend à prendre la science dans la société moderne. — Le théâtre, qui, dans tous les temps, a été une des expressions les plus caractéristiques des sentiments de chaque époque, traduit d'une façon saisissante l'opinion populaire actuelle. Les médecins figurent dans quantité de comédies et de drames, et toujours avec un caractère scientifique grave et irréprochable. Les médecins de Molière ne feraient plus rire aujourd'hui.

C'est avec la création des hôpitaux que la notion exacte de la valeur et de l'efficacité de la médecine et de son caractère scientifique a pénétré dans l'intelligence populaire et y a fait entrer l'idée de respect, qu'elle n'a cessé de lui accorder.

Après avoir rencontré le médecin dans les hôpitaux, l'homme du peuple, devenu soldat ou marin, l'a vu près de lui, à la caserne, au bivouac, dans les combats, soldat lui-même, soumis aux mêmes privations, exposé aux dangers communs.

Le médecin militaire lui est apparu comme un

instrument de salut contre les chances meurtrières de la bataille. C'est à l'hôpital et à l'armée qu'une cordialité particulière s'est établie entre le médecin et la nation.

....En retour, la nation étend les limites de la confiance qu'elle accorde aux médecins, en les chargeant de plus en plus de la protection et de la défense, non seulement d'intérêts sanitaires, mais aussi d'intérêts sociaux et politiques.

Cet hommage rendu à la médecine est un signe des temps : C'est la vision distincte de la prépondérance de la science dans l'avenir. C'est par l'influence médicale qu'une part des vérités scientifiques et morales pénétrera de plus en plus dans la conscience humaine.

(Dr Worms, membre de l'Académie de médecine.
Le médecin dans la société moderne).

. . . .

Dans ce monde des médecins, où j'ai vécu quelques années, et qui est curieux à peindre, écrivait naguère Maurice de Fleury, j'ai vu le beau courage à la besogne, une admirable résignation philosophique, un grand amour de la vérité accessible, et la foi dans la vie, le vigoureux espoir en l'avenir. Je me permets de penser qu'en dépit de tous leurs péchés, ces hommes sont très braves, très bons, très courageux, si l'on compte de quelle ardeur ils luttent sur la terre et quelle est leur vaillance au milieu de tous les obstacles.

Et ce n'est pas seulement leur courtoisie qu'il faut

louer ; mais aussi, quelle dignité, quel beau mépris des questions d'argent, — je dis cela sans rire, — quel fier sentiment du devoir et de l'honneur professionnel !

Sans compter que les médecins, plus peut-être qu'ils ne le croient, sont les vrais dirigeants de la pensée moderne, les initiateurs de presque tout ce qui se fait d'intellectuel aujourd'hui.

Dans aucune profession on ne trouve le même ensemble d'idées générales communes.

En philosophie, en politique, en religion et même en art, les médecins ont presque tous des tendances pareilles, une sorte de haut bon sens qui les guide à merveille et semble leur appartenir en propre.

Cela tient, j'imagine, à leur grande habitude d'observer des malades, de différencier au moral tout comme au physique ce qui est droit et ce qui est faussé, ce qui est équilibre et ce qui est détraquement.

Et dites-moi quels sont les plus grands patriotes, de ceux qui croient à la revanche, une fois l'an, devant la statue de Strasbourg, ou de ceux qui, patiemment, ont fait depuis vingt ans de l'École scientifique française la plus magnifique du monde, ou, tout au moins, l'égale des plus magnifiques ?

Dans ses dialogues philosophiques, M. Renan, qui n'est point un sceptique autant que l'on veut bien le croire, entrevoit un merveilleux avenir social, où le savant serait le roi. Il s'en faut que nous ne soyons à la réalisation de ce rêve ; mais nous pouvons dès maintenant constater avec un bon orgueil quel rôle chaque jour plus prépondérant le médecin joue en ce monde.

*
* *

Notre profession a un caractère si spécial, elle confie à celui qui l'exerce de si grands intérêts, elle l'appelle à des fonctions si délicates, elle le charge de responsabilités si lourdes, elle l'initie à tant de secrets, qu'elle soumet l'accomplissement du devoir à des conditions plus hautes et plus rigoureuses pour lui que pour tout autre. L'objet exclusif de la profession médicale est, en un seul mot, de faire le bien ; aucune autre n'a ce grand privilège. Dans toutes on doit exiger l'honnêteté ; celle du médecin, avec celle du prêtre, est la seule dans laquelle ce soit une forme obligatoire de l'honnêteté de se mettre au service de tous, d'élever l'intérêt d'autrui au-dessus du sien propre, de braver les dégoûts et les fatigues, de risquer sa vie pour le salut de ses semblables ; et c'est en réalité un hommage que lui rend la loi, quand elle crée pour lui des obligations et des responsabilités professionnelles, parce que c'est lui reconnaître par là une certaine prééminence dans l'échelle des professions.

(Article Déontologie du Dictionnaire encyclo-
pédique des sciences médicales).

Comme nous le disait Jules Simon, lors de l'inauguration de la policlinique de l'hôpital international (16 novembre 1893), on tend à oublier de plus en plus les anciennes plaisanteries sur les médecins : « Je veux bien admettre qu'il y a des confrères qui ne sont pas justes pour leurs voisins; mais, dans la corporation beaucoup plus nombreuse des simples patients, on ne songe qu'à rendre justice à ce qu'a fait la médecine française.

Je tiens pour certain qu'à l'heure actuelle, on vit plus longtemps qu'on ne vivait il y a cent ans.

Voyez, Messieurs, notre dix-neuvième siècle; on ne le connaît pas. Si vous le comparez au dix-huitième siècle, pour la philosophie et la politique, il est misérable. Il s'est passé en agitations stériles, et Dieu sait ce qu'il en sortira, mais ce n'est pas là ce qu'il est : c'est le siècle de la science.

Le précédent siècle a peut-être vaincu l'aristocratie de naissance, mais celui-ci a vaincu le temps, il a vaincu l'espace, il a vaincu la nuit; il a fait de tous les ennemis de l'humanité, les serviteurs de l'humanité.

Actuellement, les plus zélés protecteurs de toutes les misères, les plus abordables aux pauvres, ce sont les médecins. »

. . . .

Raillez donc, dirai-je, en terminant, avec le Dr Witkowski, calomniez à votre aise le médecin, cela ne l'empêchera pas, à l'occasion, de remplir avec zèle sa noble mission, qui est de guérir quelquefois, de soulager souvent et de consoler toujours.... des ingrats ou des indifférents.

Devons-nous fumer?

Dans sa thèse pour le mémorable concours d'hygiène de 1838 (Hygiène de l'étudiant en médecine et du médecin), Raquin reproche aux étudiants de l'époque l'abus, sinon l'usage du tabac. Sans accorder à la nicotine une action exagérée, il reconnaît que ses effets sont loin d'être favorables, que c'est au moins une dépense plus nuisible qu'utile, dont les frais seraient beaucoup mieux employés à améliorer le régime, et, enfin, pour le reste de la vie, une habitude qui rend l'homme esclave et tributaire d'un besoin ridicule.

Il paraît que, dès cette époque lointaine, les mauvaises conditions de nourriture, de logement, et, trop souvent dans les premiers temps surtout, des excès de tout genre, succédant sans intermédiaire à une vie régulière, au séjour dans une contrée salubre, constituaient un véritable danger pour les nouveaux venus, qu'on voyait plus souvent dans les cafés et les bals publics que dans les amphithéâtres ou les bibliothèques.

Évidemment, il en est encore ainsi dans une certaine mesure. Les lycéens fraîchement émancipés tâchent de mener joyeuse vie et suivent avec un entrain magnifique les cours du soir de la maison Bullier, après avoir pris des répétitions durant la journée, dans certaines brasseries, où l'amour pontifie dans les prix doux. Après le travail acharné du baccalauréat, ils sont tout entiers à l'ivresse du succès récent : c'est la folie juvénile qui, paraît-il, est inévitable.

Et cependant, si je m'en rapporte à ce que j'ai cherché à voir et à ce qu'on m'a raconté, on dirait que les étudiants actuels sont plus graves, plus corrects, moins enfants que leurs aînés. Ceux-ci étaient de très joyeux fous, aussi bons travailleurs que leurs remplaçants, mais plus jeunes, peut-être moins réfléchis, ils avaient pris l'habitude, surtout après la guerre, de boire et de fumer outre mesure. On commence à être un peu plus sobre sur ces deux points.

Certes, les cafés de quartier sont encore fort enfumés, fort malsains, et on y sèche des quantités innombrables de bocks ; mais enfin il y a un progrès incontestable. On rencontre beaucoup d'étudiants et de jeunes médecins, qui refusent énergiquement le londrès qu'on leur offre ; la fée Nicotine n'a pas d'attraits pour eux. Ils ont plus spécialement renoncé à la pipe, qu'on promenait jadis avec ostentation dans le vieux quartier Latin.

Les parents qui ont toujours considéré Paris comme une ville de débauche et de perdition, apprendront sans doute avec plaisir cette chose surprenante, extraordinaire, pour laquelle Mme de Sévigné aurait accumulé d'innombrables épithètes, c'est que la morale qui vivait à la campagne, comme les vieilles personnes qui ne sont plus de leur temps et se rendent justice, semble reprendre de la prédilection pour la rive gauche.

Ah ! parbleu, on ne l'accueille pas avec un enthousiasme délirant ; mais enfin, cette génération toute neuve,
sans se condamner volontairement à la continence de
Scipion, renonce de plus en plus à partager la chambrette
des alentours du Panthéon avec Mesdemoiselles Mimi
Pinson, Musette, Manon, Frétillon, Gothon, ou du moins
avec leurs sœurs ou cousines. Ces dernières seraient-
elles par hasard moins complaisantes ?

Est-ce que les porte-monnaie sont moins bien remplis ?
Est-ce qu'on redoute davantage les conséquences des
lendemains d'ivresse, les indiscrétions gênantes de
l'amour libre, avec la nourrice obligatoire à l'horizon ?
Est-ce parce que Don Juan a reçu du vitriol et des coups
de revolver ?

Je l'ignore et n'en ai cure, mais comme je suppose
que les jeunes gens d'aujourd'hui n'imitent pas les phari-
siens d'Angleterre, qui se rendent sournoisement à la
célébration des mystères que l'on sait, j'ai pensé que je
ferais bien d'emboucher la trompette pour proclamer
l'ère nouvelle.

Pères et mères de famille, ayez des absolutions plein
les mains pour le passé, puisque le présent est voilé de
réserve et de feuilles de vignes pudibondes !

On pourrait bien peut-être reprocher à vos rejetons
d'être graves prématurément ; trouver qu'ils sont désen-
chantés trop tôt, qu'ils n'ont plus ni enthousiasme, ni
sève, ni virilité: ils ne dansent plus, n'ont plus l'air de
s'amuser, de rire, ils ne se passionnent plus pour rien ;

on a même prononcé le gros mot de décadence ; mais je ne veux pas les chicaner là-dessus, puisque vous les préférez moins exubérants.

Donc, puisqu'on se restreint sur l'amour, comme sur les produits de Maryland et de la Havane, tout est pour le mieux. Félicitons-nous de cette nouvelle façon d'agir, surtout en ce qui concerne plus particulièrement notre profession, — quand ce ne serait que pour le bon exemple.

J'ai toujours pensé que le médecin avait tout intérêt à se montrer moins matériel que les autres hommes : Comment voulez-vous qu'il puisse prêcher la sobriété à ses clients si, la veille, ceux-ci l'ont vu manger et boire comme un héros d'Homère, lorsqu'il a savouré en leur compagnie les cigares réputés les plus parfaits ?

On aura le droit de lui reprocher de manquer de conviction, s'il vient ensuite recommander à autrui de renoncer à toutes ces bonnes choses, si tentantes, mais si malsaines. Il aura beau dire, comme je ne sais quel praticien, surpris en flagrant délit de gourmandise : « Moi, je ne veux pas guérir », sa faiblesse sera un encouragement et justifiera les défaillances de ceux qui viennent le consulter.

Ce n'est pas tout : il est rare que le fumeur invétéré n'ait pas mauvaise haleine, une dentition défectueuse, de la pharyngite granuleuse, de la toux laryngée, de l'irritation des lèvres, des gencives, de l'œsophage, etc., il finit par être imprégné de l'arome âcre du tabac, et ses sens, surtout ceux de la vue, de l'odorat et de l'ouïe, en sont fortement émoussés. Dans ces conditions, il ne peut s'approcher que difficilement des femmes et des enfants, ou bien si son contact n'a rien de pénible pour ces êtres impressionables, c'est lui qui est moins apte à percevoir certains éléments, quelquefois d'une réelle importance, au point de vue du diagnostic.

Le Dʳ Pécholier soutient que, comme la religion, l'hygiène a ses jansénistes, qui sont sans pitié pour les plus excusables petites faiblesses de l'homme : « Or, dit-il, les jansénistes de l'hygiène n'ont nulle part plus outré leur inflexibilité que contre cette pauvre herbe, avec laquelle la découverte de l'Amérique est venue accroître la somme des jouissances d'ici-bas. On a rédigé contre elle les réquisitoires les plus terribles, et, en exagérant outre mesure des vérités réelles, on les a compromises. Le public, qui fume et qui prise trop souvent avec excès, mais bien souvent aussi avec impunité, ne peut se décider à croire que la société humaine va s'abâtardir ou même s'effondrer, parce qu'elle satisfait sans remords des goûts devenus impérieux. »

Soit; il faut envisager la question froidement et n'admettre que les accusations réellement fondées. On est ainsi plus à l'aise pour persuader les imprudents.

Plus qu'Alceste, a dit le spirituel agrégé de Montpellier, Philinte est habile à toucher les cœurs; mais, malgré son indulgence et ses prédilections, qu'il ne déguise pas assez, il est obligé de reconnaître que le flot monte et monte tous les jours davantage, qu'il est nécessaire de réagir, de s'associer aux adversaires implacables de ce nouveau conquérant du monde.

La pipe de Jean Bart fit jadis esclandre à Versailles, auprès des courtisans, qui n'auraient pas cru être à la dernière mode, s'ils n'avaient point paru en public, les vêtements barbouillés de tabac à priser.

Les grands et les petits ont renoncé à priser. Quelques ecclésiastiques du Midi persistent seuls à se saupoudrer la muqueuse nasale et à porter des mouchoirs invraisemblables, en rapport avec cette malpropre habitude.

Espérons qu'on renoncera peu à peu, aussi, à brûler la solanée vireuse, que je dénonce aujourd'hui à votre mépris, car derrière ce plaisir, innocent en apparence, se cache un danger, un précipice. Une simple imitation, troublée d'ordinaire au début par les accidents les plus désagréables et poursuivie courageusement sans plaisir ni profit, parce que c'est le fruit défendu, voilà l'origine habituelle de cette funeste passion.

A la longue, le mal s'aggrave, car les imprudents décuplent les dangers du tabac par ceux de l'alcool; car ils ne peuvent vivre qu'assis devant un verre, une pipe à la bouche, soit au café, à la brasserie, au cercle, dont l'atmosphère est empoisonnée par la fumée de tous.

M' Hardy l'a dit à l'Académie (séance du 18 novembre 1890) : L'alcool fait plus de mal que de bien et le tabac ne fait que du mal. Mme de Girardin a soutenu jadis qu'on pourrait faire un livre tout entier avec ce titre : *De l'émancipation des femmes par le cigare.*

Elle soutenait que les femmes intelligentes excitent au tabac *béatiateur* les orgueilleux qu'elles veulent dominer, qu'il faut se défier des manies qu'elles tolèrent : « Loin de se révolter contre cet usage malsain, écrivait-elle, elles l'encouragent de leurs bonnes grâces, elles en font l'objet des plus tendres attentions ; elles vous offrent tous ces dons perfides, ô Français crédules. Ah ! défiez-vous de ces présents dangereux ; ainsi le perfide assassin, par un breuvage préparé, endort sa victime imprudente ; ainsi l'anthropophage gourmet nourrit de plantes aromatiques le prisonnier qu'il veut dévorer ; ainsi l'adroite Circé versait le vin des pensées abjectes dans la coupe des voyageurs qu'elle voulait retenir. »

Je connais l'apologie du londrès inspirateur, de la cigarette consolatrice, et je la récuse. En admettant que le tabac, qui est préjudiciable au tube digestif, bien qu'il accélère quelquefois les mouvements péristaltiques de l'intestin et amène des évacuations alvines, n'offre d'autre compensation que de distraire, que de guérir cette maladie de la civilisation, qui s'appelle l'ennui, on obtiendrait bien plus souvent le même résultat par le travail intellectuel et corporel.

Il n'y a pas à se le dissimuler, l'habitude de fumer, avec excès surtout, constitue, même pour les émules de Mithridate, un mode d'oisiveté cérébrale, qui aboutit à l'inaptitude de l'esprit et à l'irrémédiable engourdissement des facultés. Elle substitue à la pensée soucieuse l'indifférente rêverie ; elle fait onduler la vie, comme la fumée légère, dont la spirale monte et s'évanouit au hasard. Vaine vapeur, où se fond l'homme, insouciant de lui-même et des autres !

« La date fatale de 1610, a écrit Michelet, qui marqua l'apparition de deux nouveaux démons, l'alcool et le tabac, ouvrit les routes où l'homme et la femme vont divergents. Ennemis de l'amour, ces deux démons de la solitude qui ont supprimé le baiser, sont antipathiques aux rapprochements sociaux, funestes à la génération. C'est une brutalité de prendre l'illusion en breuvages et la rêverie en fumigations. »

En résumé, je veux bien convenir, avec Méry, que Moka et la Havane sont deux merveilleux pays, qui s'associent parfois pour donner une fête au cerveau ; il est possible que, pour certaines personnes, le moment où l'on raconte les plus charmantes choses, où la parole amuse le mieux l'oreille et l'esprit, soit ce moment solennel, pour un estomac satisfait, où le parfum du café se mêle à celui d'un cigare de choix, mais cette excitation, même factice et passagère, a ses inconvénients :

La pensée, comme la santé, c'est incontestable, s'enfuient fatalement devant l'invasion des joies sensuelles ; elles sont femmes l'une comme l'autre ; l'odeur du tabac leur répugne et l'absinthe leur fait mal !

Vade in pace ; etiam amplius noli peccare !

Respect aux Anciens

A la dernière réunion générale du *Concours*, tous les assistants ont été frappés de la désinvolture avec laquelle un *jeune* s'était fait l'écho de récriminations, d'autant moins justifiées qu'elles visaient une résolution remontant à sept ans, laquelle avait alors été généralement approuvée.

Cet incident pénible fut, sur le champ, vertement apprécié par le Dr Gibert, le chevalier toujours ardent de toutes les bonnes causes, et le Dr Lande, avec sa verve habituelle, n'eut pas de peine à démontrer que le réquisitoire auquel je viens de faire allusion ne reposait sur aucun fondement. Son auteur venait de se battre contre des moulins à vent et lui seul est sorti blessé de la lutte.

Je n'ai évoqué cette algarade que pour en tirer quelques enseignements, que pour avoir l'occasion, sans crainte d'être accusé de pédanterie, de dire à nos cadets, à qui j'accorde, en principe, mérite et savoir, droiture et initiative intelligente, qu'ils gâtent trop souvent ces qualités par leur morgue, par leurs dédains, vis-à-vis de leurs aînés. Ils s'installent tout infatués d'eux-mêmes et de la somme énorme de science indigeste qu'ils viennent d'entonner. Généralement, ils considèrent comme des ignorants et des imbéciles ceux qui les ont précédés dans la carrière, et ne se privent point de le laisser entendre, avec un brutal sans-gêne. Pour peu que le goût de sociabilité et l'éducation première fassent défaut, ce qui est une vraie lacune, une marque certaine d'infériorité, ce dénigrement systématique se traduit bientôt par des épithètes mortellement blessantes, dont le public, je le sais bien, fait souvent justice, en continuant sa confiance au vétéran, mais qui contiennent en germe des dissentiments et des orages fort préjudiciables à la considération de notre profession.

Le nouveau venu, qui arrive avec des idées batailleuses et envahissantes, convaincu qu'il fera bientôt rentrer ses concurrents dans l'ombre, ne daigne même pas faire la visite réglementaire à ses plus proches voisins. A quoi bon de la déférence et de la politesse, même banale et élémentaire, puisque dès le lendemain il doit commencer à les démolir, à dresser contre eux ses terribles batteries. Ah! les pauvres vieux n'ont qu'à bien se tenir, ignorants retardataires qui ont à peine fait du microscope et ne connaissent même pas de nom les millions de microbes que les laboratoires en ébullition ont découverts depuis quelques années. Ils se contentent, les sceptiques, de faire de l'hygiène, de la clinique, de pratiquer la thérapeutique des symptômes et de donner fort peu drogues ; mais on a changé tout cela et on ne mérite plus aucune considération lorsqu'on n'est pas initié aux arcanes de la bactériologie, lorsqu'on ne s'incline pas aveuglément devant la chimie, devant cette fastueuse déesse, qui, avec une prodigalité sardanapalesque, nous dévoile chaque jour de nouveaux trésors, de nouvelles et interminables formules, panacées propres à guérir tous les maux et surtout à faire la fortune de leurs inventeurs.

Il est vrai qu'il faut se hâter d'en profiter, car les déceptions sont proches et la Roche Tarpéïenne n'a pas cessé d'être à proximité du Capitole.

Certes, je ne voudrais pas être accusé de méconnaître les progrès accomplis et de débiner outre mesure la nouvelle génération, aux tendances insatiables et dévorantes, aux dédains systématiques, à l'esprit railleur et sec, dont le viscère cardiaque possède des pulsations parfaitement uniformes. Ce serait tomber dans le travers que je lui reproche.

Donc, faisant trève de plaisanteries, je reconnais volontiers qu'elle a à sa portée des éléments d'instruction que nous ne possédions pas, qu'une plus grande somme de lumière a été projetée en fin de compte sur les ténèbres scientifiques ; mais un peu de modestie ne messiérait pas aux orgueilleux triomphateurs du jour. Comme l'esclave antique, on peut marcher derrière leur char et répéter, après Claude Bernard, qui, pourtant, aurait pu regarder avec quelque fierté le chemin parcouru et le terrain défriché : « Ce que nous savons aujourd'hui n'est rien à côté de ce que nous saurons un jour, et ce que nous saurons un jour n'est rien à côté de ce que nous ne saurons jamais ! »

Cette pensée n'a rien de décourageant et ne saurait amoindrir l'ardeur des néophytes. Faisons ce que nous pourrons, les autres feront mieux; mais enfin l'aphorisme du grand physiologiste commande l'humilité et l'indulgence; sans faire fi de l'effort individuel, de l'essor restreint des énergies virtuelles, il les réduit à des proportions raisonnables. Il n'est pas défendu de contempler avec satisfaction le sillon que l'on vient de creuser laborieusement, à la sueur de son front; mais il est juste aussi de ne pas oublier ce qui a été fait par autrui et ce qui reste à faire.

Et puis quand on est arrivé à la maturité, quand on a voyagé et subi le frottement de ses semblables, quand l'assimiliation à des mœurs et à des opinions disparates a élargi notre sens critique et nous a prédisposé à la tolérance, quand on jette un coup d'œil en arrière et qu'on y aperçoit tant de raines, théories et dogmes, affirmations hautaines, conventions politiques et sociales, suggestions progressistes, énigmes philosophiques, etc., le scepticisme, fruit nécessaire de l'expérience, a conquis le droit de planer au dessus des abîmes insondables de la conscience humaine !

Tout est mobile et changeant dans ce changeant et mobile univers; il ne faut donc pas s'étonner si nos rêves sont si souvent déçus; mais, malgré nos déceptions, la marche en avant de l'humanité suivra sa progression régulière et l'espérance sera toujours avec ceux qui seront au début de leur voyage. C'est une compensation assez grande pour que ces derniers se montrent plus indulgents envers ceux qui ont traversé, haletants et meurtris, l'enfer de la réalité, et descendent, attristés, *l'inévitable versant noir*, selon l'expression de Pierre Loti.

Elle n'a pas été sans mérite cette course décevante, et, malgré les découragements que l'âge apporte avec lui, nos vieux praticiens dévoués de la ville et de la campagne, à l'âme droite, au cœur sain, peuvent se consoler en songeant aux infortunes qu'ils ont secourues sur leur route, dans la pitié de leur cœur, avec l'aide de la charité aux mains ouvertes.

C'est au nom de ce passé généreux que je me suis permis de prêcher la déférence et les égards aux débutants. On a inventé la politesse pour cacher l'égoïsme, comme une partie honteuse; mais il perce à travers tous les voiles et se trahit en toute occasion.

Hélas ! cette jolie fleur de la courtoisie française, dont le nom même semble démodé, n'est guère plus cultivée ; elle ne se rencontre plus que dans certaines serres privilégiées ; il est grand temps d'en faire des boutures et de la semer partout à profusion. Opposons la bonté aux vilenies contemporaines ; c'est un solide bâton de voyage ; la bienveillance véritablement confraternelle qui comporte la réciprocité, renferme certainement en elle le secret du bonheur !

On ne vit que de concessions dans notre société fin de siècle, ne l'oublions plus, et même quand on meurt on a encore besoin d'une concession ; seulement celle-là est à perpétuité !

Progrès et Réformes à réaliser.

La liste de nos revendications est fort longue et, en
pareille matière, il faut savoir se borner et se contenter
de poursuivre celles qui sont réalisables. C'est avec la
pensée de hâter la solution de certains *desiderata*, qui
nous tiennent plus particulièrement à cœur, que j'ai
fait le résumé qui suit. Puisse-t il attirer l'attention et
provoquer le zèle des membres influents de notre
corporation. La besogne ne leur manquera point, pas
plus qu'au Syndicat de la Seine, qui a l'air fermement
résolu à marcher en avant.

I. — On a créé diverses sociétés pour venir en aide
aux adhérents, en cas de maladie ou d'infirmité persis-
tante. C'est très louable ; mais, avant de songer au
lendemain, on devrait bien faire la part du présent.
L'avenir serait souvent moins sombre, si les nécessités
quotidiennes de l'existence étaient moins lourdes, moins
onéreuses.

Pour diminuer les charges des médecins peu fortunés,
j'ai toujours pensé que dans les grands centres, et à
Paris, en particulier, il serait facile d'organiser en leur

faveur une société coopérative de consommation et d'alimentation. Elle leur offrirait des moyens de réaliser de sérieux bénéfices sur leurs dépenses journalières, en supprimant les intermédiaires, en leur procurant du vin, de la viande, et autres denrées d'un usage courant, presque au prix de revient, et sans crainte de fraude ou d'adultération.

II. — La chambre des députés a voté une aggravation de la patente des médecins. C'est absurde et inique. On ne cesse de demander des services aux médecins, de les requérir à tout propos ; il paraît, qu'en cas de guerre, on ferait même une loi d'exception nous atteignant tous jusqu'à cinquante ans, pour assurer le service de santé, et, d'autre part, on ne cesse de grever nos budgets, de nous pressurer. Nos habiles législateurs ne voient que les heureux de la profession, qui sont le petit nombre, et ne songent pas au gros du troupeau, qui est loin d'être taillable et corvéable à merci.

Leur belle réforme pèsera surtout sur les débutants, sur les candidats au bureau central, à l'agrégation, qui restent si longtemps sans arriver à la clientèle et qui doivent, cependant, tenir un certain rang, avoir une installation suffisante, pour être convenablement rémunérés de leurs premiers malades.

Mais, au lieu d'élever notre patente, le gouvernement devrait la supprimer complètement, dans un sentiment d'équité, pour nous dédommager de ses continuelles exigences.

Le droit proportionnel établi sur la valeur locative de l'habitation du médecin ne devrait surtout porter que sur la partie du local servant réellement à l'exercice de sa profession.

De même, les chevaux et voitures de nos confrères devraient être taxés comme instruments de travail et non comme objets de luxe. — Quelle dérision ! — Nos législateurs n'ont donc jamais vu les aridelles et les cabriolets, qui parcourent les villages de leurs électeurs? — Çà, des bêtes de luxe, la plaisanterie est vraiment amère.

Il est nécessaire d'entreprendre une campagne énergique dans ce sens, et, pour qu'elle ait chance d'aboutir, de la limiter, en faveur des médecins de province qui habitent un endroit comptant moins de deux mille habitants.

Ce sera peut-être un moyen de retenir dans les communes déshéritées quelques confrères, prêts à les déserter.

Bien des cantons se plaignent de n'avoir pas de docteurs : Qu'on les y attire et qu'on les retienne par des avantages, c'est très simple. Ce moyen, facile à appliquer, diminuera en même temps la pléthore des villes : chacun y gagnera.

III. — J'ai écrit, il y a quelques années, un long article contre l'immoralité du cumul médical. Je me bornerai donc à le rappeler aujourd'hui et à insister sur la nécessité de réfréner la boulimie de places des quémandeurs et des accapareurs insatiables.

Une répartition plus équitable de certains postes apporterait un peu de bien-être dans de modestes intérieurs, qui luttent avec ténacité et représentent le labeur patient, sans trêve et sans espoir.

IV. — Dans l'intérêt des rapports médicaux, il serait à désirer qu'un local central, un cercle, par exemple, nous servît de trait d'union. Un hôtel bien placé, où les membres du corps médical, qui viennent à Paris pour leurs affaires, pourraient descendre et descendraient, si on leur faisait de bonnes conditions, mettrait certainement une partie de son immeuble à notre disposition, moyennant une faible rémunération de chacun des adhérents.

Ce serait très agréable de se retrouver, de temps en temps, après les courses de la journée, et de pouvoir serrer les phalanges des confrères de passage, qui, n'ayant pas le temps de faire des visites, seraient pourtant très satisfaits d'avoir une heure ou deux à consacrer à leurs anciens camarades.

Le jeu est l'écueil de semblables agglomérations et je ne serais guère partisan, pour mon compte, de tout ce qui pourrait nous induire en tentation de cartonner. Puisque les loups ne se mangent pas entre eux, il serait facile de les imiter.

La partie pourrait être régentée, dès le début, et les mises fixées à un maximum fort modeste, de façon à ce qu'on ne pût pas se dépouiller les uns les autres. Ceux qui trouveraient que c'est insuffisant n'auraient qu'à aller courir des risques ailleurs, dans les tripots où Mercure amène le roi avec une facilité que les royalistes voudraient bien pouvoir imiter.

V. — Un grand essor serait donné à la Faculté de Médecine, aux associations d'arrondissements et aux syndicats locaux, si l'Etat leur accordait le droit de pouvoir accepter des legs et de gérer directement leur fortune. Il y a des Universités, en Amérique, possédant des revenus considérables, sans cesse accrus, qui sont employés de la façon la plus intelligente, pour le développement du progrès scientifique.

Récemment, le Dʳ Dussant a laissé cinquante mille francs environ à la Société de prévoyance et de secours mutuels des médecins du département de la Loire, à la condition que les intérêts serviraient à faire des pensions aux médecins indigents de la région et aux veuves des médecins morts sans laisser de ressources suffisantes pour élever leur famille.

L'intention était fort louable et il est vraiment désolant que le conseil d'administration des médecins de la Loire n'ait pu profiter de la généreuse initiative du testateur et se soit heurté aux difficultés soulevées par l'administration supérieure. Une pareille affaire aurait dû être liquidée dans l'espace de quelques jours ; mais, voilà, la bureaucratie est intervenue et a exhibé des règlements et des ordonnances, d'une intelligence douteuse, qui s'opposent à ce qu'un citoyen français puisse même faire une bonne action, s'il en a le désir.

Il serait grand temps d'en finir avec toute cette réglementation à outrance, avec cette centralisation excessive, qui étaient admissibles sous la monarchie, mais qui sont incompatibles avec l'expansion démocratique.

C'est probablement la peur des congrégations, la crainte de voir les ordres religieux trop favorisés, qui empêchent de briser ces chaînes oppressives, incompatibles avec la liberté individuelle. Que nos législateurs prennent des précautions si bon leur semble, contre les communautés, pour empêcher que les familles et les héritiers naturels ne soient dépouillés, rien de mieux ; mais, cette réserve faite, aussi largement que possible, il serait équitable de permettre aux personnes de cœur, qui ne laissent personne derrière elles, de disposer de leur fortune à leur gré, surtout dans un but humanitaire.

Il est facile de concevoir que si un certain nombre de nos écoles et de nos associations étaient encouragées par d'importantes donations, la science et la charité seraient les premières à en profiter ; elles ouvriraient largement leurs mains pour faire œuvre durable, pour hâter l'avènement d'une foule de réformes fort désirables, que chacun de nous souhaite ardemment.

Il se produit, en ce moment, un important mouvement dans le corps médical, résolu à utiliser enfin toutes ses forces, trop longtemps endiguées ; on paraît résolu à rompre avec la routine. Cette gestation aboutira, j'aime à le croire. Brisons les vieilles entraves, émancipons-nous, préparons le terrain à nos successeurs, de façon à ce qu'ils n'aient plus qu'à récolter là où nous aurons semé.

La tenue médicale

La beauté, a-t-on dit, est le plus radieux diadème dont le hasard puisse couronner un front. Cela s'applique surtout aux femmes ; pourtant, il y a des hommes qui s'imposent par leur allure extérieure, par leur belle prestance, la régularité de leurs traits, etc.

Ils n'abondent peut-être pas dans le monde médical ; mais enfin, il y a parmi nos confrères pas mal d'hommes favorisés qui séduisent au premier abord et commandent une sympathie spontanée. C'est un grand avantage, certainement, pour les propriétaires de ces présents réputés à tort comme futiles, si surtout le dedans répond au dehors, si le *mens sana in corpore sano* des anciens a reçu une nouvelle justification.

En général, on ne nous demande pas de descendre plus ou moins directement d'Adonis, ce qui est fort heureux, et on nous permet une certaine dose de laideur, pourvu qu'elle soit compensée par n'importe quoi, par un reflet intelligent, par la bonté du sourire, par le moindre rien avenant qui détourne l'attention. — Il y a un autre correctif, que je recommande aux plus disgraciés d'entre nous, et même à ceux qui n'ont pas une physionomie déplorable, c'est la correction de leur tenue, le soin de leur personne.

Ce n'est pas seulement à la campagne qu'on se néglige ; même à la ville, même à Paris, on voit des fils d'Hippocrate revêtus de houppelandes sordides, de chapeaux antédiluviens. Ils n'ont rien respecté, ni l'elbeuf de leur redingote, ni le castor de leur couvre-chef, ni la dimension de leurs ongles en deuil, et ils voudraient qu'on les respectât ; c'est trop demander à l'espèce humaine qui a l'habitude de juger d'un tableau d'après son cadre.

Or, le public, lorsqu'il voit quelqu'un de râpé, de maculé, est facilement porté à conclure que son cerveau est également lézardé, que son intelligence doit avoir des vides et être fait d'une trame grossière.

Même dans le sanctuaire de la justice (et nous en avons eu récemment la preuve dans le procès de Mme de Jonquières, à Toulon), magistrats, jurés, journalistes, avocats et curieux, subissent l'impression du premier coup d'œil, lancé vers le monsieur ou la dame que les gardes poussent au banc d'infamie. On entend des oh ! d'étonnement sympathique ou des *peuh* de mépris décourageant. — Le verdict sera proportionnel à cette première impression ; les circonstances atténuantes sont d'avance acquises à l'accusé, mâle ou femelle, dont l'attitude sera correcte et la figure agréable à contempler.

C'est le jugement des yeux qui atténue singulièrement parfois les périls de la comparution.

Je ne nomme pas Phryné, qui, dans l'antiquité, eut à bénéficier d'autres avantages que ceux que peut nous procurer un vêtement de coupe irréprochable; mais il n'y a pas d'exemple qu'une femme bien mise et passablement jolie ne se soit tirée à bon compte du plus accablant réquisitoire.

La faute diminue, racontée par une jolie bouche ; la salle devient indulgente spontanément et éprouve le besoin d'innocenter la coupable. Depuis le greffier jusqu'au municipal, les voix s'adoucissent ; jusque dans les questions les plus banales du président on sent frissonner un respect.

C'est qu'au fond, notre caractère national n'a jamais pu s'habituer complétement au désaccord profond qui existe parfois entre l'aspect d'un individu et son caractère moral.

Il faut que cet enseignement ne soit pas perdu pour les médecins et qu'ils s'efforcent de conquérir d'avance la bienveillance de leur jury pathologique, je veux dire de leur clientèle, par leurs dehors, par leur façon de se présenter, par leur propreté, par leur entourage et même par leur attelage, par la correction de leur installation et de tout ce qui les accompagne.

Dans les livres hippocratiques, traduits par M. Egger, on trouve déjà des instructions sur le sujet qui nous intéresse : « C'est une recommandation pour le médecin d'avoir bon visage et juste embompoint, selon son tempérament. Car d'un médecin mal portant on pense d'ordinaire qu'il ne saura pas non plus soigner bien les autres. Il faut ensuite qu'il soit net sur sa personne, bien

vêtu, et qu'il use de parfums agréables et dont l'odeur
n'ait rien de suspect. Car tout cela dispose le malade en
sa faveur. »

— Dans le livre *De la bienséance* se rencontrent des
conseils analogues : « Point d'affectation dans les vêtements, une tenue grave, de l'urbanité, une parole sobre,
aucune ostentation. »

— Dans les *Préceptes*, certains passages sont encore
relatifs au vêtement, aux abus de la parole.

Transportons-nous tout de suite au dix-huitième
siècle et ouvrons Hufeland et Frank : Pour eux aussi, le
médecin doit avoir une tenue convenable, la finesse du
sens, la probité, etc., etc.

Bien d'autres, après eux, ont parlé contre les excen-
tricités ou les négligences extérieures, contre les
hardiesses du ton, les crudités de langage, contractées
dans le quartier Latin, et dont trop de médecins ne
cherchent pas à se défaire à leur entrée dans la carrière.

— Sourions, si vous le voulez, des médecins trop
pommadés, trop parfumés, trop modernes, pour lesquels
le soin efféminé de leur petite personne semble être
l'unique préoccupation; mais n'oublions pas que le vrai
bon ton est celui de la simplicité sans abandon, de
l'urbanité sans affectation et de la gravité sans excès.

Les mouvements et les attitudes du corps, la bienséance des gestes ont leur importance et vont parfois de
pair avec le *decens habitus* de l'âme. On a dit que l'âge
blanchissait à la fois les idées et les cheveux ; malgré

Grellety. — 7.

cette menace et cet arrêt d'autant plus justifié, qu'il faut aujourd'hui plus de vigueur intellectuelle pour se tenir au courant des fréquentes évolutions de la science moderne, j'engage nos aînés à laisser la neige tomber simplement sur leur tête, au lieu de chercher à réparer l'irréparable par des teintures ou des cosmétiques, qui contribuent à jeter un certain discrédit, un ridicule réel, sur ceux qui s'en servent. J'ai vu plaisanter d'une façon assez amère, dans les réunions médicales, les confrères qui portaient perruque et ne savaient pas prendre bravement leur parti de la caducité inévitable. En somme, une couronne de cheveux blancs reste une couronne et elle en impose toujours, même à notre époque de démocratie à outrance.

Un dernier mot. Malgré ce qu'on a écrit sur la simplicité des demeures de Dupuytren, Marjolin, Lisfranc, Chomel, Andral, Louis, etc., j'estime que, sans viser au luxe, sans tomber dans l'exagération, les médecins font bien d'avoir un intérieur confortable, surtout lorsque leurs ressources les y autorisent. Les habitudes de bien-être, d'élégance, la recherche artistique, ont pénétré partout et le public a le tort, comme je l'ai déjà fait entendre, de proportionner la valeur d'un médecin à son train de vie. Il est devenu nécessaire de traiter le public superficiel et impressionnable comme il veut être traité. Qu'on en gémisse ou non, la simplicité n'est plus de mode : soyons donc fin de siècle !

L'Hygiène et la Question sociale

Le sujet que je veux traiter a déjà été abordé sous plusieurs de ses faces, par divers observateurs ; mais, comme il est loin d'être épuisé, et qu'il sera longtemps encore d'actualité, j'ai pensé qu'il pouvait y avoir un certain intérêt à l'évoquer. La récente épidémie de typhus lui donne même un regain d'actualité.

Quelles que soient la provenance et les accointances des habitués du Dépôt de la Préfecture et de la prison de Nanterre, il est probable que si on avait profité de leur passage pour épurer leurs haillons, le foyer pestilentiel ne se serait pas développé.

Puisqu'une évolution profonde s'est faite dans les esprits, puisque tout le monde se dit aujourd'hui plus ou moins socialiste, dans le bon sens du mot ; puisque la pitié générale s'est émue et que le sentiment d'une politique économique et d'une justice plus équitable tend de plus en plus à prédominer, je n'ai pas craint de vous conduire en plein gouffre, vers les bas-fonds les plus douloureux des misères prolétariennes.

Nous pouvons beaucoup, nous, hygiénistes, pour amender la triste vie plébéienne et faubourienne, et c'est avec cet espoir que je vais essayer de le démontrer.

Qui n'a été frappé de voir que, dans les grands centres, lorsque surgit une épidémie meurtrière, choléra, fièvre typhoïde ou autre, ce sont surtout les classes laborieuses qui payent à la mort le plus cruel tribut ? Sans doute, elles représentent le nombre, habitent généralement des logements insalubres, se nourrissent mal ou d'une façon insuffisante, mais, malgré ces conditions défavorables, il y a quelque chose à faire pour diminuer cette mortalité. Cela vaudra mieux que de griser les déshérités avec de grands mots, vides de sens, que d'achever de désemparer leur cerveau déjà ébranlé, en faisant luire à leurs yeux crédules les vains mirages des utopies révolutionnaires et anarchistes.

L'hygiène qui prévient devrait toujours précéder la thérapeutique qui remédie ; il faut l'enseigner par tous les moyens au peuple, pour qui le moindre chômage est une porte ouverte sur la misère, par conséquent sur l'esprit de révolte et sur le découragement, de forts mauvais conseillers. Le chômage est une sorte de choléra latent, tout aussi redoutable que l'autre et réclamant, lui aussi, des mesures de sécurité.

C'est moraliser l'ouvrier que de lui apprendre à conserver sa vie, à ménager ses forces, à éviter les excès, à n'abuser de rien, à être propre et soigneux, à faire des ablutions fréquentes, car la crainte des taches physiques précède souvent la peur des taches morales.

C'est aussi conserver le capital qu'il représente, pour sa famille d'abord, pour la société ensuite. La maladie est certainement un des facteurs de la gêne et de la misère du prolétariat.

Comme l'a dit M. Grancher, la médecine qui était jusqu'ici l'art de guérir les maladies est maintenant, grâce à Pasteur, l'art de la *prévenir*.

Ce programme est la préoccupation constante de nombreuses institutions ; dans toutes les grandes villes, on fait des conférences, on distribue des brochures sur l'hygiène de l'alimentation, de l'habitation, du vêtement, etc. Ce sont des enseignements précieux, qui ne rencontrent malheureusement pas assez d'auditeurs et de lecteurs. Il faut donc aller au travailleur, puisqu'il ne vient pas à nous, pour lui montrer du doigt les périls qui le menacent et lui enseigner la manière de s'en garer ; pour éclairer la grande nuit de l'infiniment petit et lui faire entrevoir les abîmes où naît la maladie. Nul n'est mieux placé que le médecin, pour lui faire de sages recommandations, lorsqu'il est appelé à le soigner, c'est-à-dire à réparer le plus souvent ses erreurs hygiéniques. La suspicion ombrageuse du populaire ne sympathise jamais avec l'élite, qui, si elle se courbe, veut plutôt conquérir qu'elle ne daigne séduire ; mais elle ne saurait montrer ses crocs au médecin du bureau de bienfaisance, qui se présente au nom de la charité et de l'humanité.

N'est-il pas l'homme qui représente le mieux la devise républicaine ? Comme l'a développé M. Viger, le ministre actuel de l'agriculture, c'est au nom de la *liberté* qu'il aime l'indépendance de caractère et respecte les opinions d'autrui. Il donne le plus noble exemple d'*égalité*, en soignant le riche et le pauvre avec le même dévouement, et c'est au nom de la *fraternité* qu'il accomplit son devoir, sans trop compter sur la reconnaissance.

Il a donc acquis le droit de se faire entendre, et c'est dans l'intérêt du travailleur qu'il doit lui dire carrément : Si vous avez l'estomac et le foie malades, mon garçon, c'est que vous fréquentez trop le cabaret du coin, où on vous sert du poison au litre. Vous fumez trop ; faites des économies de ce côté, cela vous permettra de vous offrir des douceurs plus saines. Logez-vous de préférence dans les quartiers où la ville ne donne pas d'eau de Seine ; tâchez d'avoir un filtre, ou du moins de faire bouillir l'eau suspecte.

Vous avez une maladie de peau, des parasites, cela tient à ce que vous vous négligez ; votre tenue laisse à désirer, votre logis n'est pas nettoyé ; faites-moi disparaître ces détritus et ces loques, lavez ces murs, ce parquet et le reste.

Ne confiez même le nettoyage de votre linge qu'à une blanchisseuse habitant en amont de Paris, avant que la Seine meurtrière n'ait été contaminée. (Il est probable en effet que les tissus qui ont été lavés à Courbevoie, à Puteaux, etc., doivent conserver des microbes qui n'existent pas à Charenton. C'est une analyse à faire et sur laquelle j'appelle l'attention des chimistes de la Société).

Votre enfant aurait pu éviter telle maladie contagieuse,

si vous aviez pris les précautions que je vais vous indiquer.

Sa tête est couverte de croûtes que vous croyez utiles à
sa santé ; c'est un préjugé ridicule. Vite de l'eau chaude
et du savon.

Vous vous servez encore, pour lui, du biberon à long
tube, qui demande moins de surveillance ; mais il faut le
changer, car il contient les germes de bien des maladies.

Et à ce sujet, qu'il me soit permis d'ouvrir une paren-
thèse, pour formuler le vœu qu'une publicité considérable
soit donnée à cette constatation. Comme il serait possible
de sauver des milliers d'enfants, tous les ans, en supprimant tous les anciens biberons, je souhaite qu'un projet
de loi ou une décision du Conseil d'hygiène viennent
appeler l'attention des intéressés sur cette question si
capitale. Ce serait un moyen d'obliger la presse à en
parler et la vérité pourrait enfin pénétrer jusqu'au fond
des communes de France les moins civilisées.

Étant très libéral, je voudrais restreindre autant que
possible l'intervention de l'État dans nos affaires courantes;
mais quand il s'agit de l'hygiène publique et privée, pour
conserver des existences et diminuer la léthalité, je serais
volontiers partisan des mesures les plus énergiques, d'une
sorte de despotisme éclairé, dans l'intérêt des masses.

Ceci dit, je reviens à mon brave père de famille, qui
était en train de m'écouter, bouche béante, en entrevoyant
des perspectives nouvelles, à peine soupçonnées.

Au point de vue de la prophylaxie de la tuberculose,

le plus formidable des fléaux, apprenons-lui que la contagion se fait surtout par les crachats, que tout ce qui a été contaminé par l'expectoration doit être stérilisé par l'eau bouillante, qu'il serait même bon de pousser la prudence jusqu'à posséder une enveloppe, un étui spécial en toile imperméable, pour enfermer le mouchoir de poche, qui, traînant çà et là ou mal plié dans les vêtements, finit par contaminer tout ce qu'il touche.

Cette méticuleuse précaution a été indiquée par le Dr Cancalon, dans le très intéressant ouvrage *l'Hygiène nouvelle dans la famille*, qu'il vient de publier.

J'ajouterai avec lui, que c'est dès l'enfance qu'il faut dresser jeunes gens et fillettes à ne pas cracher à tort et à travers, que rien ne vaut la première éducation pour donner à une habitude un caractère définitif et pour ainsi dire instinctif.

Je n'ai pas à aborder ici le long chapitre des recommandations préventives, qu'on ne saurait trop vulgariser; chaque médecin a son rôle tout tracé selon les cas : « C'est à lui, écrivait récemment Maurice de Fleury, d'enseigner la sagesse et la santé aux petits, aujourd'hui que le prêtre ne peut guère les approcher.

» Le médecin qui est sans morgue, sans faux orgueil, et sans dégoût pour les pires misères humaines, le médecin qui a appris à l'hôpital à connaître le pauvre et à se faire aimer et respecter de lui, le médecin m'apparaît comme le plus logique intermédiaire entre les classes dirigeantes de la société moderne et les classes ouvrières.

» Quelques hommes résolus, ne se laissant pas rebuter par les premiers obstacles, peuvent réaliser ce miracle : apaiser le peuple, calmer ses colères, dissiper ses haines en lui prouvant qu'on veut lui faire du bien et qu'on y réussit. »

Ce programme séduisant, il faut en convenir, n'a rien d'impossible. Au souvenir de l'ascension constante de la pensée humaine, on peut espérer que l'amélioration du sort des déshérités deviendra réellement, et avant longtemps, la loi primordiale de l'ère nouvelle, que leur horizon ne cessera de s'élargir et de s'éclairer.

J'entrevois très nettement pour mon compte une sorte d'âge d'or, où la politique, avec ses animosités inutiles, n'ayant plus sa raison d'être, sera reléguée au second plan. Les vrais ministères dirigeants seront ceux de l'Instruction et de la santé publiques; les intérêts économiques et sociaux prendront le premier rang, celui qui leur convient.

En attendant cette transformation si désirable, chacun de nous, dans la mesure de ses moyens, doit chercher à élargir son cercle d'action, et contribuer à l'assainissement des maisons et des ateliers insalubres. — On ne saurait trop faire pour restreindre le méphitisme envahissant des accumulations humaines « et le mortel tribut que prélèvent annuellement les cachexies populaires, filles de la misère et de l'insalubrité » (Michel Lévy); pour atténuer les dangers des intoxications professionnelles et les accidents des ouvriers, jusqu'au jour où une loi plus généreuse assurera le pain du lendemain à ceux qui auront été estropiés sur le champ de bataille, je veux dire dans l'exercice de leurs fonctions.

Il y a des industries insalubres, ou qui demandent des efforts trop violents et trop continus ; mais cette exception faite, les mercenaires auraient tort de considérer le travail comme une sorte de châtiment, une honte, une servitude. Il est prudent de leur faire comprendre qu'il est, au contraire, la source de l'indépendance, puisqu'il produit le bien-être ; de l'honneur, puisqu'il moralise et préserve des entraînements ; du bonheur, puisqu'il procure avec la santé le contentement intérieur, qui accompagne tout devoir bien rempli (Dr Saffray).

Si ce qui précède ne suffit pas pour calmer les révoltes des misérables de toutes catégories, des faibles, des exploités, si vous voulez, qui composent les trois quarts de l'humanité, le médecin, qui est au courant de tout ce qui se passe, à tous les degrés de l'échelle sociale, pourra encore éclairer et calmer ceux qui se figurent à tort qu'il suffit d'avoir de l'or pour être heureux.

Hélas ! que de misères se cachent sous les trompeuses apparences du luxe et de la richesse ! — Par une sorte de juste compensation, il semble que plus l'homme s'élève et s'affine, plus il devient sensible et vulnérable. Les plaies morales, les blessures de la vanité, toute la souffrance inassouvie des passions, sont bien autrement douloureuses que les privations matérielles, dues à l'insuffisance des salaires.

Je plains de tout mon cœur les pauvres hères qui
s'étiolent sous l'écrasement de l'uniforme travail, du
labeur quotidien, et qu'on grise encore d'utopies malsaines, irréalisables; mais, en dépit de la dynamite et
des révolutions futures, l'inégalité sociale persistera toujours et quand même. Pour que le bonheur soit ici-bas,
il faut que la douleur y soit aussi; il faut qu'il y ait
des victimes, des êtres qui gémissent, qui soient esclaves
des autres.

La vie, après tout, n'est au fond guère meilleure
pour le financier milliardaire que pour l'ouvrier. Il sem-
blerait qu'il n'y ait de gens laborieux que ceux qui
manient le rabot ou la pioche; mais sa journée finie,
le travailleur se repose ou se délasse chez le mastroquet,
tandis qu'un chef d'entreprise, un capitaliste, a besoin
d'être constamment en éveil pour conserver sa fortune,
pour lutter contre des concurrents redoutables, diriger
son personnel, cultiver des relations nécessaires, faire
face à ses engagements, ne pas déchoir, résister enfin à
l'envie et aux menaces socialistes.

Calmons les prolétaires; faisons l'impossible pour
améliorer leur sort; mais que de leur côté ils ne se
bercent pas d'illusions. L'homme, quel que soit le degré
de sa hiérarchie et l'éclat de sa naissance, ne saurait
être content de son sort; il ne l'a jamais été et ne le sera
jamais !

Alcool et Morphine

J'ai discrètement signalé, à diverses reprises, combien ces deux démons font de victimes dans notre corporation ; mais il devient nécessaire d'insister. — Il est vraiment désolant de voir nombre de médecins, jeunes et vieux, qui devraient pourtant donner le bon exemple, rechercher les excitations malsaines et devenir une sorte de danger public, en conseillant à leur entourage et à leurs clients de faire comme eux. — Car ils ne se contentent pas de s'intoxiquer ; ils poussent encore ceux qui les approchent à en faire autant. Le fléau fait boule de neige, à cause de la contagion par l'exemple et la prédication. C'est surtout vrai pour la morphine : Nos confrères qui s'adonnent à cette ivresse particulière en arrivent à faire de la propagande d'une façon effrénée. C'est avec une sorte de zèle apostolique, qu'ils placent la seringue mortelle au-dessus de tout ; j'ai connu un médecin, arrivé à une accoutumance énorme, qui a précipité la mort de son fils, également docteur, en lui conseillant de demander à l'opium un adjuvant factice. — Ce dernier a précédé son père dans

la tombe de quelques mois et il serait certainement
encore de ce monde, sans cette malencontreuse exhor-
tation, car il n'avait pas encore quarante ans et pos-
sédait avant sa déchéance une excellente constitution.

M. Lacassagne a rapporté dans le *Lyon médical* les
conditions dans lesquelles est mort le docteur P....,
qui, en 1893, a tué sa femme et s'est tué ensuite.
C'était un persécuté persécuteur, par suite de morphi-
nisme. Il écrivait à M. Lacassagne : « Je suis morphi-
nomane, cocaïnomane, bromuromane. Vous qui ferez mon
autopsie, vous saurez qu'avant de mourir, je me suis
fait un grand nombre de piqûres, j'ai avalé du chloral,
du bromure, j'ai reniflé de la cocaïne, et peut-être,
pour être plus sûr, vais-je m'achever au revolver. Vous
trouverez des lésions d'encéphalite. » Il a fait tout cela,
et les résultats de l'autopsie ont confirmé son diagnostic.

Après avoir relaté les résultats de l'autopsie, M.
Lacassagne ajoute :

« Décidément la morphine exerce de grands ravages
parmi les médecins : elle est devenue un poison professionnel. Aujourd'hui, on peut l'appeler : l'absinthe
des docteurs. D'après les statistiques que nous avons
relevées, nous trouvons sur 545 morphinomanes un
effectif de 285 médecins. Comment expliquer ces
résultats? Est-ce que le besoin d'oublier et de ne pas
souffrir conduisent peu à peu à ce paradis artificiel
les médecins, victimes du surmenage moderne? Mais,
insensiblement, la désorganisation se produit, la raison

sombre, c'est l'aliénation avec toutes les douleurs qui font pleurer les familles et rendent tristes les amis. »

J'ai été mêlé à l'existence de plusieurs autres confrères, qui ont dû être enfermés dans des asiles pour se remettre et qui ont naturellement perdu la situation très enviable qu'ils avaient.

La guérison est .excessivement difficile et j'ai eu toutes les peines du monde, dans l'espace de plusieurs mois, à obtenir des sacrifices périodiques de quelques centigrammes, malgré l'adjonction de la spartéine, chez un charmant médecin des environs de Paris, qui était pourtant résolu à ne pas aller plus avant et qui se faisait surveiller par une compagne intelligente et dévouée. Il a tout ce qu'il faut pour être heureux, de son propre aveu, et, par son intempérance, dont le point de départ avait été une curiosité mal justifiée, il a été sur le point de tout compromettre. — J'espère qu'il est sauvé, actuellement, et qu'il ne retombera pas, malgré le dicton peu encourageant : Qui a bu, boira. — Qui s'est piqué se piquera.

La dégradation intellectuelle et physique est encore plus rapide, lorsque l'alcool vient ajouter son action désastreuse à celle de la morphine. Ce sont surtout les médecins de campagne ou ceux qui viennent se fixer à Paris, où ils ont des fatigues plus grandes, où ils ne brûlent plus au grand air le poison ingéré, qui sont sujets à cette débauche et y succombent plus facilement.

Un confrère de ma connaissance, qui avait contracté l'habitude d'accepter ce qu'on lui offrait, dans ses tournées, en était arrivé à prendre une moyenne de 15 à 20 consommations par jour. Il n'osait pas refuser, de peur de mécontenter les fermiers et petits propriétaires qui voulaient le rafraîchir pendant l'été et lui donner du cœur pendant l'hiver, pour lutter contre l'inclémence de la température. Peu à peu l'habitude s'est changée en besoin, les excès n'ont fait que s'accroître et, par suite de l'imbibition progressive des tissus, de l'emmagasinage assez rapide du poison, il est mort d'accidents cirrhotiques, à l'âge de 32 ans, laissant femme et enfants dans une situation précaire.

Mais à quoi bon multiplier les exemples ; il n'est pas un de mes lecteurs qui ne connaisse quelque voisin, ruiné, ruiné moralement et physiquement par cette dépravation stupéfiante, stupide aussi. L'addition serait épouvantable à faire et le nombre des victimes doit remplir de circonspection ceux qui n'ont pas mis encore les lèvres à la coupe empoisonnée. Il est urgent qu'une réaction énergique se fasse sentir et que chacun de nous s'empresse de sonner le tocsin d'alarme et d'arrêter les égarés sur la pente si glissante, où on se laisse choir si rapidement.

Cette volupté malsaine est surtout recherchée par les intellectuels, les désœuvrés, les hystériques, les hypocondriaques, les neurasthéniques, les héréditaires, etc.

La vie moderne, à toute vapeur, avec ses sensations

outrancières plus ou moins violemment répétées, ne peut
que troubler l'équilibre mental de ces prédisposés, à
l'étroit dans leur vie et tiraillés de vouloirs. Les jouissances que procure l'épanouissement intellectuel ne sont
pas les seules, avidement recherchées; on convoite encore
celles qui sont le plus aptes à désemparer l'organisme.
Les déceptions de l'ambition déçue viennent souvent
ajouter leur dépression à celles du surmenage, dans ces
cervelles à la dérive.

On a conquis une petite réputation, le désir de mieux
faire vous entraîne, la critique des rivaux vous irrite, on
s'attache à des conceptions sans cesse plus grandes, mais
on n'a pas la force de les réaliser. Redoutable épreuve
dans laquelle on est trop souvent amené à chercher, dans
des stimulants physiques, la puissance qui vous échappe.
Le hachish, l'alcool, l'opium, l'éther, sont tour à tour
essayés ; on puise dans leur passagère ivresse une ardeur
qui ne se soutient pas, puis, bientôt, l'appareil nerveux
complètement fourbu s'affaisse dans un effrayant coma.
Le fabuliste a pourtant écrit : ne forçons point notre
talent.Qui se soucie de ce conseil ? La sagesse consisterait
à n'entreprendre que ce que nous pouvons accomplir, à
observer la sobriété, à gouverner modérément notre
machine. On préfère courir l'aventure et on y rencontre
la démence !

Oui, la morphine, pour le plaisir éphémère d'une
surexcitation transitoire du cerveau, accable l'infortuné
qui s'est livré à ses charmes, de maux physiques épou-

vantables; elle altère l'intelligence, détraque le système nerveux et peut conduire à la folie.

L'habitude du poison dynamogène pervertit le sens moral, abolit l'énergie volontaire, et peut conduire au crime. Le libre arbitre de ceux qui sont atteints de cette variété de folie se trouve compromis par l'imprégnation morphinique et les légistes se sont demandé s'ils étaient aptes à tester et à contracter, si l'opportunité d'un conseil judiciaire et la nécessité de l'interdiction ne s'imposaient pas.

Aussi, les égarés qui parviennent à se ressaisir, à renoncer à l'affreuse drogue, qui reviennent au véritable sentiment de l'existence et des devoirs sociaux, auxquels ils avaient la lâcheté de se soustraire, au moyen de la fatale seringue, commencent par être confus de honte, par rougir de leur conduite. Ils s'en veulent comme d'une horrible lacune dans leur vie, qu'ils cherchent à combler à force d'énergie et dont ils veulent effacer le déshonorant stigmate.

Il faut aussi réagir contre l'usage immodéré de la bière, de l'absinthe et de tous les véhicules alcooliques, même le vin, qui contiennent des aldéhydes, des éthers, des acétates d'éthyle, d'amyle, etc., etc., produits impurs et dangereux, dus pour la plupart à des distillations insuffisantes. Toutes les adultérations qui abaissent le prix de revient des boissons spiritueuses ont pour résultat d'augmenter leur débit, dans des proportions désolantes, surtout dans la classe ouvrière.

Grellety — 8.

Le Dr Laborde a dénoncé à l'Académie cet attentat général, permanent, d'autant plus criminel qu'il indique de la part du coupable la préméditation savante, qu'il spécule sur une nécessité de l'alimentation. Il a démontré que la plupart des aromes ou bouquets, qu'on ajoute aux liqueurs, sont des poisons, que le vermouth et le bitter eux-mêmes contiennent un principe artificiel fort dangereux, l'aldéhyde salicylique, que les fabricants substituent à l'essence de reine-des-prés.

Tous ces esprits sont ennemis de l'esprit.

— L'alcoolisme particulier et presque inédit par le cidre, avec ivresse tapageuse, se rapprochant de l'absinthe, est aussi à redouter.

— Il paraît qu'il y a des dames qui se grisent jusqu'à l'abrutissement avec de l'eau de Cologne, de l'eau de Botot et même de l'éther : La caractéristique de l'éthérisme, c'est la dégradation écœurante par suite de la perturbation du sens génésique.

N'insistons pas sur cette pénible question, et plaignons les victimes, personnes jadis haut placées, artistes de premier ordre, fils et filles de grandes familles, dont l'intelligence a sombré et qui sont irrémédiablement condamnées, car l'éther ne pardonne pas.

. . . .

Je conclurai en disant : Lorsqu'on a eu reconnu que les alcools frelatés, non viniques, qui se vendent actuellement, exerçaient un travail d'obnubilation sur les plus lumineux cerveaux, que la dégénérescence de notre race pouvait en dériver, on est arrivé à prescrire beaucoup moins la potion de Tood et autres composés thérapeutiques contenant des spiritueux.

Il faut que l'on agisse de même pour l'injection morphinée, qu'elle ne soit jamais abandonnée à la discrétion des malades, qu'elle soit considérée comme un remède héroïque, réservé aux cas d'exception : coliques néphrétiques, hépatiques, etc., et surtout aux cas incurables (cancers, ataxie, etc.), pour lesquels cette médication est vraiment un bienfait inappréciable.

Soulager la douleur est œuvre divine, disait Hippocrate mais encore faut-il que ce soulagement n'aboutisse pas à mettre la vie en danger, quand elle n'est pas menacée.

Je suis partisan de la douce, de la sainte anesthésie; je bénis cette providentielle et fascinante médication, mais je n'y ai recours que lorsque la douleur est devenue intolérable, que dans les grandes crises et non pour des douleurs insignifiantes. Je n'ai eu, le plus souvent, qu'à me louer d'avoir attendu, avant de favoriser la légitime évasion dans l'oubli des infortunés qui étaient au bout de leur patience !

Déboires professionnels.

Prendre une note d'honoraires importante, sur le paiement de laquelle on compte pour régler son terme, afin de la mettre à la poste, et la retrouver dans sa poche un mois après.

***

Emporter un journal scientifique, pour lire en route le dernier compte rendu de l'Académie, et s'apercevoir à la dernière page que le numéro remonte à plusieurs années.

***

Retrouver, dans un tas poussiéreux, la thèse ou le bouquin dont on est l'auteur, orné d'une chaude dédicace et mis en vente au prix de 20 centimes. Il n'est même pas coupé, et ce chef-d'œuvre n'a été feuilleté que par le vent « qui court des bordées dans les nécropoles littéraires des quais. »

***

Avoir un bail dans une maison et y voir s'installer, trois mois après, une succursale des pompes funèbres.

***

Après avoir été introduit chez un client, s'apprêter

à porter secours à un monsieur fort essoufflé qu'on a en face de soi et s'apercevoir tout à coup qu'on est devant une glace.

Le comble de la distraction serait, en quittant la maison, de changer de chapeau ou d'oublier son parapluie.

Au début de sa carrière, alors qu'on a le gousset généralement fort plat, être enfin bien accueilli par une actrice, courtisée depuis longtemps et n'avoir que cent sous dans sa poche, lorsqu'elle vous dit :

Soit, allons souper.

En vous mettant à l'abri d'une averse, sous une porte cochère, vous trouver en face d'un client aussi exigeant que peu solvable, à qui on avait fait dire, le matin, que vous étiez en voyage.

A la campagne, après avoir mis pied à terre dans un endroit solitaire, voir votre coursier vous refuser la liberté de le remonter, personne n'étant là pour lui tenir la bride, de sorte qu'après un long démêlé avec lui, il termine la discussion en vous détachant une ruade et finit par prendre congé de votre compagnie.

Après une journée laborieuse, se décider enfin, pour s'endormir, à jeter un coup d'œil sur le dernier ouvrage du professeur X..., encore plus soporifique que ses aînés, et être réveillé brusquement par la chute du lourd bouquin, qui avait commencé par vous occasionner un violent cauchemar.

Avoir accepté le service théâtral d'un ami, se réjouir d'un spectacle, qui est attrayant, chose de plus en plus rare, et être accaparé dès l'arrivée par une quadragénaire exubérante qui étouffe dans son corset, ou par un accouchement subit à la quatrième galerie. — Vous avez déjà dîné à la hâte et jeté votre cigare allumé. Au lieu de vous laisser bercer par l'orchestre ou d'avoir l'occasion de rire de belle humeur, il va falloir subir les hoquets nauséeux de la grosse blonde dont le homard ne passe pas, et la fusée vineuse de l'ivrogne, qui va baptiser votre elbeuf n° 1.

Quand vous rentrerez au bercail, votre moitié, à qui vous ne pourrez donner aucun détail sur la pièce, sera encore capable de vous soupçonner d'un cruel alibi.

Avoir invité un client auquel on tient et l'entendre faire l'éloge du vin qu'on lui a servi, lorsque votre propre fils, s'adressant tout à coup au monsieur, lui lance cet aveu : « Qu'est-ce que vous diriez si vous aviez goûté celui que papa boit habituellement? Il est bien meilleur que celui-ci. »

*
* *

S'installer dans le Midi, avec un bagage scientifique très convenable et un zèle à toute épreuve et s'apercevoir, au bout de six mois, que les insulaires ont moins de confiance en vous qu'aux rebouteurs, qu'aux recettes des bonnes femmes, qu'aux fontaines miraculeuses et à tous les guérisseurs béatifiés que, depuis le Moyen-âge, on n'a cessé de vénérer. Parmi ces spécialistes célèbres, je me bornerai à rappeler la vogue dont jouissent saint Aignan contre la teigne, saint Antoine et saint Firmin contre l'érysipèle et le scorbut, sainte Apolline et saint Médard contre le mal de dents. Saint Avertin, saint Leu, saint Loup, saint Jean, saint Mathieu, saint Nazaire, saint Valentin et saint Victor sont sans rivaux pour l'épilepsie; saint Christophe, saint Éloi et saint Julien enlèvent miraculeusement le mal de gorge; sainte Claire, le mal d'yeux; saint Eutrope, l'hydropisie; saint Genou, la goutte; saint Courant Bruyère, les insomnies; saint Mathurin, la folie; sainte Pétronille, la fièvre; saint Quentin, la toux; saint Roch et saint Sébastien, la peste, et saint René, les maux de reins.

> L'homme est de glace aux vérités,
> Il est de feu pour les mensonges.

Infortuné confrère, comment pourriez-vous lutter contre des protecteurs aussi puissants!

**

Aimer le recueillement, surtout en rentrant de faire des visites éloignées et absorbantes, et entendre éternellement écorcher au-dessus de soi le même air de piano, par des mains aussi inhabiles qu'impitoyables. — Quel est le médecin de Paris assez favorisé des dieux pour être complètement à l'abri de cet attentat de lèse-tympan, pour ne pas avoir eu à souffrir des gammes chromatiques, des sons orageux des pianos d'alentour? — Je conçois votre exaspération nerveuse contre cette calamité sociale. Ce n'est pas assez d'un impôt sur ce fatal instrument, il devient nécessaire de limiter à deux ou trois heures par jour le travail horripilant des pianistes, avec un jour de repos complet, obligatoire.

***

Dans les réunions mondaines, après un dîner, lorsque les messieurs ont gagné le fumoir et savourent des havanes exquis, entendre tout à coup le loustic de la bande cribler les médecins d'épigrammes, au risque de porter atteinte au bien-être de votre digestion. Vous vous laissiez aller à un doux nonchaloir, en suivant avec délices les spirales capricieuses de la fumée; et il va falloir répondre sans vous fâcher, aux provocantes boutades de ce monsieur, qui se fait l'écho de plaisanteries antédiluviennes et de propos cent fois ressassés. Vous ne pouvez vous contenter de hausser les épaules ; vous êtes obligé de souffler sur ces bulles de savon ou tout au moins d'y aller de votre anecdote, pour montrer que vous êtes au-dessus des malices de quelques viveurs.

Dans son dernier livre : *Ces bons Docteurs*, Gyp a cru jeter un lourd pavé dans notre jardin en crayonnant quelques silhouettes plus ou moins grotesques : le bourru, celui qui est dans le train, le jovial, le politique, l'amateur, le bon garçon, le roublard, le fantaisiste, le gaffeur, le complaisant, l'inoffensif et le docteur tant pour cent. Mais pas une de ses caricatures n'est vraie : le docteur Fringan, le docteur Rapass, le docteur Traigenty et le docteur Bienaymé sont des fantoches en baudruche, qui n'existent que dans l'imagination de l'auteur. Il n'y a qu'un type bien pris dans cet ouvrage, c'est celui de M. Maniasky, qui est censé avoir fait quelques études de médecine, se sert de grands mots et accable de conseils tous ceux qui l'approchent, surtout les femmes jeunes et jolies, auxquelles il propose de donner des leçons de massage et de pratiquer des frictions reconstituantes.

La question toujours d'actualité des erreurs pharmaceutiques pourrait à elle seule fournir le sujet d'un long article. Celle des clients obtus donnerait aussi ample matière à noircir du papier.

Dans ces deux ordres d'idées, je me contenterai de signaler l'histoire du paysan qui fit frire les sangsues qu'on lui avait prescrites et les avala consciencieusement, sinon avec enthousiasme.

Un autre rural, aussi intelligent que le premier, à qui
on avait ordonné un bain de pieds à la moutarde, avait
commencé à le boire par cuillerées à bouche, lorsque son
médecin survint assez à temps pour l'en empêcher. Vous
voyez d'ici sa tête.

A chacun de nous il est arrivé de voir un malade
prendre un flacon l'un pour l'autre. On prescrit un
lavement d'assa fœtida et une potion au quinquina ;
c'est cette dernière qui passe dans le rectum, tandis
que l'autre drogue, d'un goût horrible, est versée
dans l'estomac.

Combien de fois ne vous est-il pas arrivé d'ouvrir
un livre pour vous distraire et de le trouver rempli de
diatribes contre les médecins, d'épitaphes vindicatives
dans le genre de celles qui suivent et qui ont dû être
lancées dans la circulation par quelques rimailleurs
pour mirlitons :

Sur un médecin bélître :

Dédaignant les choses frivoles,
Pour les femmes pris de pitié,
Il rendit complètement folles
Celles qui ne l'étaient qu'à moitié.

Pour un oculiste :

S'il fait une laide grimace,
Cloué dans cet étroit cercueil,
C'est qu'il n'a plus assez de place,
Pour se fourrer le doigt dans l'œil.

A l'adresse du professeur X... :

Ce grand et savant professeur,
De l'Institut se fit élire ;
Envions tous son successeur :
Il n'aura pas grand'chose à lire.

Sur un chirurgien :

Ci-gît sous ces cyprès un médecin très fort,
Toujours prêt à couper et pour la moindre chose.
On l'a mis sous ce bloc ; mais si vraiment il dort,
Sa clientèle enfin repose !

Sur un autre :

Ci-gît un vrai suppôt du mal,
Qui fit plus de mal que de bien :
Le bien qu'il fit, il le fit mal :
Le mal qu'il fit, il le fit bien.

Après ce dernier coup de pied... de l'âne, on peut
tirer l'échelle.

* *

Je me bornerai à mentionner l'ingratitude des
clients, qui trouvent qu'on ne leur rend pas assez de
visites lorsqu'ils sont malades, et qui se plaignent qu'on
en a trop fait, lorsqu'il s'agit de s'acquitter.

On a publié d'innombrables anecdotes sur ce point,
sans compter celles qui se racontent en petit comité,
dans les réunions médicales.

Mais, chut, je ne veux pas décourager nos cadets,
qui abordent la pratique avec des rêves d'or et des
illusions que le temps se chargera vite de dissiper

Ils se baissent à l'avance pour passer sous les arcs de triomphe dont ils jalonnent leur chemin; ils tomberont bien assez tôt dans les ornières qui sont à leurs pieds !

. . . .

En terminant, je prie mes lecteurs de me pardonner les déceptions que cet article a pu leur procurer. On ouvre son journal sans défiance, avec l'espoir d'en retirer plaisir et profit, et on ne tarde pas à constater que la tartine est creuse, que l'esprit est absent. C'est une déconvenue à ajouter à celles qui précèdent ; c'est un caillou raboteux de plus sur la plage !

Sursum corda !

Pensons et pansons.

Dans notre profession, on rencontre les deux extrêmes :
des médecins absolument besogneux, qui, toute leur vie,
selon l'expression populaire, tirent le diable par la
queue, ce qui est un maigre régal ; — et, d'autre part,
un certain nombre d'élus, qui vivent dans l'opulence, à
qui tout arrive comme par surcroît, fortune, honneurs et
distinctions de tout ordre.

Quelle que soit la valeur de ces derniers, mes sympathies vont tout d'abord vers les petits et les humbles et
j'ai pris la plume pour leur adresser des encouragements
et des consolations, tandis qu'aux autres, il n'y a qu'à
leur rappeler l'humilité, souvent fort précaire, de leurs
débuts, pour les engager à être bons et charitables. — Il
y a toujours une certaine chance aveugle dans tout
succès, dans toute victoire; mais la générosité le fait
oublier et désarme l'envie.

I

A tous les confrères déshérités, qui n'ont qu'une
situation modeste, je commencerai par rappeler deux
pensées réconfortantes : 1° La vraie fortune, c'est un

cœur généreux, plein de nobles sentiments et non un portefeuille bourré de papiers ; 2° Qui a de bons amis est assez riche. Or, le médecin de campagne et le médecin de quartier sont vraiment adorés, la plupart du temps, dans le milieu modeste où ils se dépensent sans compter, sachant bien d'avance que leur dévouement ne sera jamais récompensé à sa juste valeur. — Si on ne les paie pas en espèces sonnantes et ayant cours, on s'acquitte en partie envers eux par la vénération dont on les entoure, par la gratitude qui s'épanche de tous les cœurs et de toutes les bouches. — C'est un patrimoine qu'on apprécie peut-être peu sous le péristyle de la Bourse ; mais ce n'est pas là non plus qu'il faut aller chercher des exemples de désintéressement et de haute moralité. — Il y a des âmes droites et en assez grand nombre encore, grâce au ciel, malgré la flétrissure de décadence qu'on ne cesse de nous infliger, qui pensent avec raison qu'il vaut mieux être le fils d'un homme honorable et estimé de tous, quoique sans fortune, que de faire partie de la famille rapace des innombrables spéculateurs et tripoteurs, qui mènent grand train et ne songent qu'à exploiter cette Californie sans limites, qui s'appelle la crédulité des badauds et la confiance des sots.

— Saluons les premiers avec déférence et ne craignons pas de montrer au doigt les batraciens des marécages de la spéculation, de jeter la boule avec un parti pris frondeur dans les quilles de toute la famille Turcaret, dont le brigandage ne sera jamais assez flétri.

Les réflexions qui suivent comportent aussi un enseignement salutaire :

On amplifie également le malheur et le bonheur : nous ne sommes jamais si malheureux, ni si heureux qu'on le dit.

Pour notre bonheur intime, la griserie d'une illusion, l'opium d'un beau rêve, valent mieux que le bien-être matériel.

*
* *

Le bonheur, c'est comme le Juif-Errant ; une foule de gens croient l'avoir vu passer, mais personne n'a pu l'arrêter.

*
* *

Il faut à l'homme des heures d'adversité, comme il faut, à certains fruits, un hiver sur la paille pour les mûrir et les adoucir.

*
* *

Toutes les ivresses passent vite et laissent souvent après elles de cruels lendemains.

*
* *

Il faut prendre les joies comme des fleurs, là où Dieu les a mises et où on peut les atteindre.

Il faut, nous l'assurait hier un médecin,
Lunetté d'or et rose en sa blanche cravate,
Il faut quelquefois l'an désopiler sa rate...
A la bonne franquette, en Gaulois, chantons clair !
Et rions... comme on rit entre gens de bel air !

J'emprunte à M. Le Nordez le conseil suivant :
Garde-toi

> De désirer tout ce que tu vois,
> De croire tout ce que tu entends,
> De dire tout ce que tu sais,
> De faire tout ce que tu peux.

— Désirer tout ce que l'on voit, dit-il, c'est prétendre souvent à ce que l'on ne peut acquérir. La sagesse est de se contenter de ce que l'on a, quand on n'a pas ce que l'on pourrait avoir.

— Croire tout ce que l'on entend, c'est s'exposer bénévolement à accepter souvent pour vrai ce qui ne l'est point.

— Dire tout ce qu'on sait, c'est dire fréquemment ce qu'il faudrait taire ; celui-là compromet la vérité qui la dit inopportunément.

— Faire tout ce que l'on peut, ce serait faire souvent le mal. Même en fait de bien, il ne faut pas toujours faire tout ce que l'on peut. Qui s'applique à trop de tâches néglige chacune d'elles ; qui fait trop de choses fait médiocrement chaque chose. L'excès dans le mal est parfois son propre correctif ; l'excès dans le bien compromet tout et ne sauve rien.

Ces conseils peuvent être suivis avantageusement de ceux qu'Astley Cooper adressa jadis à des étudiants en médecine :

Mes amis, leur dit-il, vous allez entrer dans une profession noble, mais pleine de difficultés ; vos succès dépendront de trois choses : premièrement, posséder à fond les connaissances qu'exige votre profession ; secondement, être assez dévoué pour en remplir tous les devoirs ; troisièmement, être assez honnête pour ne point laisser s'entamer votre caractère moral.

« Sans la première de ces qualités — la science — personne ne peut souhaiter que vous réussissiez : sans la seconde — le dévouement — vous ne pourrez jamais réussir; sans la troisième — l'honnêteté — même si vous réussissez, vous ne pourrez jamais être heureux. »

La facilité que les gens ayant de la fortune ont de satisfaire leurs caprices les mène bien vite au fond de toutes choses ; ils courent sans entraves vers ce qui les attire ; ils essayent de tout, et arrivés au bout, lorsqu'ils se retournent, ils s'aperçoivent que l'espérance est restée en route et que le bonheur a manqué de parole.

La vie est amère, mais à la façon de l'absinthe : quand on en a goûté, on en redemande au garçon.

Le moyen le plus sûr de se consoler de tout ce qui

Grellety — 9.

peut arriver, c'est de s'attendre toujours au pire. — Se
croire heureux, c'est presque l'être tout de bon.

La rose est sans épines pour les sages qui se contentent d'admirer ses couleurs et de respirer son parfum,
sans essayer de la cueillir.

Le duel entre l'intelligence et la richesse renouvelle
tous les jours le combat du pâtre d'Israël contre le
géant philistin.

Le sage s'endort avec un sourire de pitié pour les
vanités humaines ; mais le matin, il s'éveille avec un
sourire de reconnaissance pour le soleil, pour le ciel,
pour le créateur des belles choses.

II

Quant aux médecins ultra-favorisés, qui sont censés
avoir tiré un gros numéro à la loterie de la vie, s'ils ne
sont pas heureux, c'est qu'ils cherchent le bonheur
comme on cherche ses lunettes, lorsqu'on les a sur le
nez ; il estdans leurs poches et ils n'ont qu'à les vider. —
Les avares, pour avoir une raison de ne pas donner,
prétendent que l'aumône rabaisse celui qui la reçoit. Ils
ont peut-être raison ; seulement ils ne songent point

qu'elle relève celui qui la fait, et c'est en quoi ils ont tort.

L'amour excessif des capitaux, qu'ils ne l'oublient pas, est un péché capital : — Nos semblables ont beau être sceptiques, ne sembler préoccupés que de leurs intérêts, ils admirent quand même et toujours le vrai dévouement et méprisent souverainement ceux qui ne voient dans l'existence que leur plaisir et leur propre satisfaction, qui marcheraient volontiers sur les autres, si cela pouvait leur éviter de sentir sous leurs pieds le sable du chemin.

Ils estiment avec raison que le riche qui connaît la misère, sans la secourir, devrait être marqué d'un fer rouge.

Ils considèrent, au contraire, comme des êtres privilégiés et dignes de tous les respects, ceux qui usent de leur situation pour atténuer l'infortune, la souffrance, et remettre dans le sentier de la vertu les malheureux que la pauvreté en éloignait.

La réponse de celui qui ne veut pas venir en aide aux malheureux est toujours celle-ci : Il y en a tant ! — Mais la Providence n'exige pas que nous tirions de peine tous les indigents ; elle ordonne simplement que chacun accomplisse une parcelle de bien. Et il faudrait être bien imprudent pour ne pas prêter l'oreille aux voies impérieuses et menaçantes qui montent d'en bas.

Faire le bien n'est rien pour les grandes fortunes aimer à le faire est tout, et une obole gracieusement offerte acquiert un prix inestimable. Il ne faut pas craindre de joindre le sourire à l'aumône, la rose au morceau de pain :

La richesse ne doit être, dans les mains de ceux qui la possèdent, qu'un moyen d'élévation morale et de dévouement plus actif au bien du plus grand nombre.

Temps perdu !

Il n'y a rien de si précieux que le temps et il n'y a rien qu'on ne gaspille avec autant de facilité. — Passe encore en province, où les journées ont vraiment douze heures; mais à Paris, où les heures coulent si vite, on est vraiment répréhensible de se livrer à des prodigalités inadmissibles. Les médecins eux-mêmes, pour qui cependant le temps représente de l'argent, plus peut-être que pour les autres mortels, ne craignent pas de sacrifier une moitié de leur vie à des futilités, à des riens. Comme si ce n'était pas déjà assez des heures consacrées au sommeil, à la table, au cercle où à la brasserie, aux soirées mondaines, etc....

Il faut avoir usé plus d'un habit noir, avant de savoir tout ce que cette action *aller au bal, aller dans le monde,* qui n'a l'air de rien au premier abord et qui n'est rien, en effet, implique pour un homme de travail, de mouvement inutile et de temps perdu !

On serait disposé à se montrer d'une avarice sordide, au point de vue de ses instants, quand on fait avec

Hill, un auteur anglais, l'addition qui va suivre. — Il s'agit des livres qui se vendent rognés en Angleterre et que nous devons couper avec un couteau à papier, en France, parce qu'on nous les vend brochés. — Ce simple fait, qui paraît inoffensif en lui-même, représente une perte de temps énorme. Je cite l'auteur en question :

« Combien croyez-vous, dit-il, qu'il faille de minutes pour couper, avec un couteau à papier, avec le meilleur des couteaux à papier, un volume de trois cents pages ? Le couteau a cinquante tranches environ à couper, trente sur sur le haut, vingt sur le côté : Remarquez que je ne fais aucune allusion à ces pliages diaboliques qu'il faut pourfendre sur les trois côtés pour en venir à bout. Reprenons : une tranche de livre ne se coupe pas en une seule fois, si l'on n'a une grande et rare habitude de cette mortelle besogne. Il y faut trois reprises, en tout cent cinquante mouvements, ce n'est pas du premier coup que l'on insinue le couteau entre les feuilles; de plus, on est obligé de tourner sans cesse et de retourner le livre pour atteindre successivement les tranches du haut et les tranches du côté; joignez à cela les précautions à prendre pour ne pas entamer le papier vers les coins ou vers le dos, et vous avouerez qu'il est nécessaire de quadrupler le premier chiffre des mouvements que nous avons posé. Nous avons donc, en tout, selon notre moyenne, six cents mouvements, dont la moitié contradictoires au mouvement initial. Mettons, si vous voulez, que chacun de ces mouvements demande une seconde ;

c'est bref, une seconde, et il faut plus d'un arrêt entre six cents mouvements successifs ; le coupage d'un volume ordinaire demande donc dix minutes. C'est un chiffre commode pour le calcul, et bien qu'il soit en dessous de la vérité, je l'adopte, dans votre intérêt.

« Maintenant calculez cent volumes multipliés par dix minutes ; le résultat divisé par soixante, vous avez les heures ; les heures divisées par douze vous donnent les jours, les jours de lumière, le seul temps vécu. Eh bien ! pour couper cent mille volumes, il faut 1,388 jours (treize cent quatre-vingt-huit), près de quatre ans. Quatre ans qu'une machine vient d'économiser aux Anglais, Américains, Australiens, etc. Mettons qu'il entre annuellement dans la circulation anglaise un million de volumes nouveaux et c'est quarante années de travail, ou de loisir, ou de plaisir, quarante années de vie enfin dont la machine à couper les livres fait cadeau tous les ans à la race anglaise et que perd le peuple français. »

Faisons la part de l'exagération, je le veux bien, dans cette boutade qui est au moins originale ; mais qui contient cependant une part de vérité. — Cela doit nous faire réfléchir.

On ne se rend toujours pas bien compte de ce que l'on peut produire avec beaucoup de minutes sagement utilisées. En voici quelques exemples :

Le docteur Masin Good, le traducteur du poète latin Lucrèce, fit sa traduction en voiture en allant visiter ses malades.

Un philosophe anglais bien connu, Burrit, apprit dix-huit langues anciennes et vingt-deux idiomes européens, tout en gagnant sa vie comme forgeron.

Stuart Mill composa sa logique en se promenant dans son cabinet entre d'autres travaux.

Mme de Genlis écrivait plusieurs ouvrages d'éducation en attendant la princesse à laquelle elle donnait des leçons quotidiennes.

Le chancelier d'Aguesseau avait une habitude singulière. Il s'écoule généralement quelques minutes entre le oment où on annonce le dîner et celui où on le sert ; au lieu de pester contre ces petits retards, l'illustre savant mettait à profit ces instants et, au bout d'une année, il avait fait, sur le coin du dressoir de sa salle à manger un important ouvrage.

Notre existence, d'après l'illustre botaniste de Candolle, se compose de trois parts : La meilleure consacrée à un travail utile à soi et à la société ; une deuxième au délassement et au plaisir ; une troisième absorbée par une foule de petites occupations subalternes, qui n'ont pour résultat ni utilité, ni agrément.

L'art de gouverner sa vie consiste à diminuer cette dernière part, pour en accroître d'autant les deux premières : si l'on retranche trop de la partie consacrée au plaisir et au délassement, pour exagérer les proportions de celle consacrée au travail, on s'use, on s'affaiblit.

De même, si l'on donne trop de temps à la part agréable de la vie, la faculté de jouir s'émousse, le plaisir devient peu à peu moins attrayant. On perd les profits du travail, sans avoir augmenté la quantité du bonheur réel.

Jamais la troisième part ne devrait s'accroître aux dépens des deux premières, qui, toutes deux, peuvent au contraire faire de vraies conquêtes aux dépens de la troisième. — Il faut, pour atteindre ce but, toujours d'après le même auteur, s'accoutumer à ne muser ni dans le travail, ni dans le plaisir, abréger autant que possible le temps qu'on est forcé de consacrer aux opérations matérielles de la vie. Régler ses journées, de façon à en retrancher les moments perdus, telle est la tactique la plus favorable au bonheur et au talent.

On demandait à Newton comment il était arrivé à ses admirables découvertes : « En y pensant toujours », répondit-il. C'est qu'en effet, lorsque l'intelligence est en gestation d'une idée, elle s'y absorbe et ne la quitte plus. Le savant qui se croit sur la piste d'une découverte, l'écrivain qui termine un livre, y pensent à toute heure, en rêvent quelquefois, et c'est pour cela qu'ils ont besoin de distraction, que la société des autres hommes leur est nécessaire pour les arracher à l'obsession de leur pensée. La puissance d'abstraction des hommes comme Newton est aussi rare que leur génie.

Aussi, le Dr Rochard, qui fait cette réflexion dans l'*Union médicale*, conseille-t-il de faire trois parties égales de sa journée : l'une pour le sommeil, l'autre pour le travail, la troisième pour tout le reste.

« Huit heures de sommeil, dit-il, paraîtront à beaucoup de gens une exigence exagérée ; mais il faut tenir compte du temps perdu. C'est huit heures de séjour au lit que j'indique, et il y a la part de l'insomnie. Chacun, d'ailleurs, a pour cela sa mesure ; mais la règle absolue c'est de ne pas marchander avec le besoin de sommeil.

L'exercice est indispensable aux gens de cabinet, il est le contre-poids de leurs occupations sédentaires, le correctif de cette existence anormale. Il faut savoir se l'imposer et le doser comme un remède. Les exercices violents ne sont pas ceux qui conviennent en pareil cas ; la fatigue qu'ils occasionnent ne permet pas de se livrer ensuite à l'étude ; c'est la promenade au grand air qui remplit le mieux le but qu'il faut se proposer.

C'est une erreur de chercher à compenser l'abus du travail par un excès de fatigue physique, et de croire qu'une heure ou deux d'un exercice violent peuvent détruire les effets d'une journée de labeur intellectuel. Le surmenage musculaire n'annule pas l'autre, il s'y surajoute. C'est une double dépense qui épuise l'économie, loin d'y établir un juste équilibre. Il faut d'ailleurs des organisations singulièrement vigoureuses et privilégiées pour pouvoir se livrer d'une manière fructueuse à un travail un peu aride, après une longue course à cheval ou en vélocipède. En général, on est rompu et on s'endort sur sa table de travail. »

Je n'étonnerai personne, surtout parmi les médecins, en reprochant aux femmes le temps qu'elles nous font perdre. On peut ajouter comme corollaire que ceux qui passent une partie de leur temps à dire du mal des femmes, en ont généralement perdu davantage à leur prouver qu'ils n'en croyaient pas un mot.

Au point de vue de la perte du temps, on doit conseiller à un médecin en âge de convoler de ne pas prendre pour épouse une femme superficielle, qui ne songe qu'aux distractions, aux plaisirs mondains; 2° de ne pas provoquer en trop grand nombre et sans précautions des intimités entre son ménage et ceux de sa clientèle.

C'est une question de prudence, s'il ne veut pas subir les vicissitudes des relations sociales, s'il ne veut pas être débordé au détriment de ses occupations professionnelles. Ce n'est qu'en compromettant sa santé et sa réputation qu'il se livrera, sans compter, aux réceptions, aux dîners, aux bals, aux spectacles, etc.

Il ne saurait résister sans tyrannie aux obsessions d'une personne frivole, remuante, pour qui les exhibitions, la toilette, le flirtage et ses conséquences, représentent ce qu'il y a de plus rayonnant, de préférable dans la vie.

On ne reconnaît souvent que trop tard qu'on a manqué de circonspection, que le mal est définitif et sans remède : Raison de plus pour ceux qui sont encore sur la rive de s'entourer de mille précautions, de prendre de nombreuses informations, avant de s'embarquer sur la galère conjugale ! — Sans cela, gare les naufrages !

En résumé, les hommes qui savent bien économiser

et bien employer leur temps sont précisément ceux qui ont aussi le plus à en donner aux plaisirs dignes et vrais et l'on peut dire qu'en somme ils vivent plus longuement, plus heureusement et plus utilement que les autres.

Si M. Bertillon ou tout autre statisticien, pouvait calculer la proportion de la vie indifférente ou inutile, surtout en province, quelle perte de force morale et intellectuelle il constaterait, au grand préjudice du perfectionnement, du progrès et du bonheur de la patrie !

Thérapeutique musicale.

On aime beaucoup l'harmonie dans notre petit monde médical, où on n'entend trop souvent, hélas ! que notes fausses, cacophonies ou discordances. Le sujet de cet article est donc doublement justifié. Je me me's, du reste, en commençant, sous l'égide des médecins qui ont cultivé la musique, Boerhave, un flûtiste éminent, Haller, un maître sur le violoncelle, Brochin, qui attaquait avec tant de succès sur le violon les œuvres de Beethoven et Mendelssohn, Orfila, une première basse bouffe extraordinaire, Trélat, Fauvel, Calmettes, Cadier, Marcau, qui a composé de fort jolis morceaux, joués pour la plupart à Angers et quantité d'autres mélomanes, de Paris ou de province, dont les réunions artistiques ont été et sont encore fort recherchées.

Je m'abrite sous la caisse de tous les pianos scientifiques, avant de prendre la plume et d'aborder ce sujet, aux allures profanes.

Inutile de faire appel à vos souvenirs classiques pour évoquer la légende d'Apollon, dont la lyre endort la vigilance d'Argus ; d'Orphée soumettant toute la nature animée par le charme de sa voix ; d'Amphyon qui éveille les merveilles de Thèbes; de Typandre qui apaise tout un peuple révolté par le même moyen; de David, qui hypnotise Saül avec sa harpe, etc.

Ce sont de naïves conceptions, auxquelles je ne veux pas m'arrêter. Je me contenterai d'en signaler le côté curatif, qui, dès les époques les plus reculées, fut admis, sous toutes les latitudes.

Je ne parlerai pas davantage des ménestrels et des troubadours, dont l'influence fut si grande sur les mœurs et la civilisation du moyen-âge.

On ne saurait oublier, non plus, que la musique eut une grande influence sur les croisades : Les croisés partaient en entonnant des psaumes et des litanies, dont les accents furent colportés d'Occident vers l'Orient. Il est vrai, ajoute le Dr Krishaber (Dict. encyclopédique, tome XI, page 151), qu'arrivés au terme de leur pèlerinage, les caravanes de l'Europe commentent à leur tour les chants frivoles des peuples orientaux, et au retour, les entremêlent étrangement avec les *Requiem* et les *De Profundis*. On sait que dans ces grandes migrations, au mysticisme fanatique s'associa dans une large mesure l'esprit d'aventure et de débauche. »

Je me contenterai de rappeler un des feuilletons du Dr Simplice (*Union médicale*, 28 novembre 1868), qui affirme que Rossini a fait plus d'une cure dans sa vie et que bien des mélancoliques ont dû se guérir ou tout au moins se distraire de leurs tristesses, à l'audition du *Barbier* et de la *Cenerentola*.

« Nous ne connaissons peut-être pas assez, dit-il, la puissance du rythme sur notre organisme; je demandais un jour au Dr Véron, qui, quoique non pratiquant, était doué d'un sens médical très juste : Comment pouvez-vous aller vous enfermer ainsi, tous les soirs, dans une loge d'Opéra ou des Italiens, immédiatement après votre dîner? — Je ne peux pas digérer sans musique, me répondit-il. Il me faut du rythme. Je lui rappelai alors une pratique singulière et qui paraissait fort bizarre, d'un praticien très célèbre et très original, Récamier, qui envoyait tous ses dyspeptiques et gastralgiques à la place Vendôme, pour y entendre la retraite et suivre les tambours.

— C'est bien cela, s'exclama M. Véron. L'ouverture de la *Gazza* qui commence par un roulement de tambours, me fait un bien extrême; et l'opéra du *Caïd*, où le tambour joue un grand rôle, me produit l'effet du meilleur thé. »

Ce qui précède pourra ressembler à un paradoxe plus que fantaisiste, aux organisations réfractaires aux impressions musicales ; mais pour ceux que la musique passionne et exalte, ils conviendront que le bien-être qui suit une audition irréprochable peut avoir, en effet, une influence favorable sur tout l'organisme.

A l'audition d'une partition de son choix (c'est lui-même qui le raconte), Berlioz semblait entrer en vibration : « C'est d'abord un plaisir délicieux où le raisonnement n'entre pour rien ; l'habitude de l'analyse vient ensuite d'elle-même faire naître l'admiration; l'émotion, croissant en raison directe de l'énergie ou de la grandeur des idées de l'auteur, produit successivement une agitation étrange dans la circulation du sang; mes artères battent avec violence; les larmes qui, d'ordinaire, annoncent la fin du paroxysme, n'en indiquent souvent qu'un état progressif, qui doit être de beaucoup dépassé. »

On sait qu'à Mazas, un autel est placé au centre de la prison, sur une sorte de piédestal, et, le dimanche, les prisonniers sont censés entendre la messe par l'entre-bâillement des douze cents portes des cellules : « D'ordinaire, écrit Ignotus (Paris secret), ce peuple de cœurs tombés ou révoltés, manifeste la plus grande indifférence devant ce spectacle chrétien. La religion lui semble faire partie de cet échafaudage social qui, à ce moment, pèse de tout son poids sur lui. Dieu apparaît à ces hommes comme un procureur général. Seule, la musique de l'orgue a la puissance de les émouvoir. Un peu de musique dans les hôpitaux, les hospices et les prisons, voilà un de mes desiderata. Elle endormirait momentanément la misère et le crime. On a remarqué que, seul, l'assassin n'est pas d'un tempérament sensible à la musique. Si cela est vrai, je ne m'étonne pas. Je vous indique du doigt un phénomène semblable dans la nature : Tout oiseau qui a l'habitude de boire du sang ne chante pas. »

— J'admettrais au moins cette distraction pour certaines maisons de refuge, pour les femmes et les enfants; il est possible que ce soit un outil de relèvement capable d'emporter ces pauvres âmes vers les choses d'en haut. Une heure de répit, de détente, de temps en temps, représenterait la goutte d'eau que dans certaines légendes on offre aux damnés. Une chanson, même au refrain canaille, fait paraître moins longues les heures de l'atelier et remplace avantageusement le dévergondage des conversations.

La musique est la grande consolation, le débouché sérieux, la principale ressource des aveugles de notre institution nationale, car ils gagnent à peine de quoi vivre dans les métiers manuels. Quand l'enfant entre dans cette maison de la rue de Sèvres, les instruments semblent l'interroger comme des sphinx. S'il ne peut pas leur répondre, l'enfant sera dévoré par la misère parisienne. S'il a l'oreille musicale, il est sauvé. Son âme s'illuminera. Il vivra par l'ouïe et sera protégé plus tard contre Paris par son art, comme ce musicien ambulant qui se défendit contre les loups des steppes russes, en jouant du violon.

C'est un grand point de rendre agréable à l'écolier le séjour du collège, et on y contribue, en dehors d'autres plaisirs, dont je n'ai pas à m'occuper, par l'organisation de fanfares, le triomphe des instruments en cuivre, qui répondent au besoin inné des enfants de faire du bruit. C'est un élément de vie et de gaieté; il est peu artistique, soit; mais il comporte pour la jeunesse des charmes à nuls autres pareils. D'ailleurs, nos petits amis ne sont pas assez dépourvus de goût naturel, pour ne pas faire de différence entre une exécution convenable et le tumulte discordant de la foire au pain d'épice ; mais enfin, une fête dans n'importe quel pensionnat serait incomplète sans accompagnement instrumental. Les petites solennités des établissements scolastiques sont singulièrement relevées dans l'esprit de nos fils par l'appareil joyeux des pistons et des trombones.

Comment en serait-il autrement, puisque les animaux eux-mêmes, les chiens, les chats, les bœufs, les moutons, les éléphants, les serpents, les souris, les araignées, les lézards, les chevaux surtout, sont très sensibles au son des instruments ? — Ces derniers hennissent et se redressent à l'appel des fanfares guerrières; ils reconnaissent les sonneries de leur régiment.

Otez aux chevaux des rouliers, des diligences et des courriers de campagne leurs grelots et leurs pretintailles, vous les verrez baisser l'oreille tristement, buter et tomber à chaque instant comme de simples chevaux de fiacre. (*Journal d'hygiène*).

Les troupeaux paissent et digèrent mieux, lorsqu'on les conduit avec des musettes et des flageolets ; le son du cor, le chant du berger, les amusent d'une façon manifeste.

Parmi les moyens indiqués par le Dr Ritti, dans le Dictionnaire de Dechambre, pour combattre la folie du doute avec délire du toucher, on trouve indiquée, surtout pour les femmes pensives, l'étude assidue de la musique ou des langues étrangères. Il s'agit, en pareil cas, de combattre le désœuvrement, d'imposer énergiquement aux malades des occupations absorbantes.

Pour les hypochondriaques, chez lesquels il faut surtout provoquer l'activité, l'effort volitionnel, la musique n'est réellement utile que si le malade est lui-même musicien et si ses auditeurs ont la complaisance de l'encourager par des applaudissements : « Les jeux, la chasse, les exercices de corps, la conversation et les discussions, sont infiniment préférables aux plaisirs passifs du dilettantisme ». (Cotard.)

J'avais déjà publié cet article, lorsque j'ai eu connaissance du programme élaboré par le Dr Blackman, qui voudrait aussi voir installer dans les hôpitaux, pour le traitement des malades dont le système nerveux est déséquilibré, un service de « musicothérapie », traitement par la musique vocale et instrumentale.

D'après lui, ce service, pour donner tous les résultats désirables, devrait être composé d'artistes de talent et le choix des instruments et des voix serait loin d'être indifférent.

Les violons, suivant le docteur Blackman, possèdent la plus haute puissance thérapeutique.

La harpe et l'harmonium ne viennent qu'au second rang.

Pour les malades femmes, il conseille de faire chanter des ténors, et pour les malades hommes des soprani.

Les basses et les contraltos n'ont qu'une vertu médiocre.

Le docteur Blackman ne dit pas quelle musique convient le mieux en général ni quels compositeurs il faut préférer. Il est évident que le Haendel et le Schuman ne doivent pas être indiqués pour les mêmes cas que l'Offenbach ou le Lecocq.

Les sensations que produit la musique, lit-on dans le Dictionnaire de Larousse, éloignent l'homme des affections basses et le transportent dans des régions plus sereines. La certitude d'avoir à sa portée une source inépuisable de jouissances pures et douces peut suffire pour chasser la tentation des plaisirs sensuels et grossiers. Pénétré par le charme dont l'enveloppe l'exécution d'une belle œuvre musicale, l'esprit fait trève à ses préoccupations et à ses calculs ; il calme son activité et se repose dans une sorte d'engourdissement voluptueux.

On a aussi prétendu que celui sur lequel la musique n'a pas de prise, qui reste indifférent, est un être incomplet. Les anciens allaient plus loin : Le méchant ne chante pas, disaient-ils ; c'est cette même pensée que Shakespeare a paraphrasée avec son exagération de poète : « L'homme qui n'a dans son âme aucune musique, et qui n'est pas ému par l'harmonie, est capable de trahison, de stratagèmes et d'injustice. Les mouvements de son âme sont lents et mornes comme la nuit ; ne vous fiez point à un pareil homme ! »

Il serait plus naturel de plaindre ceux qui restent

insensibles à l'audition des chefs-d'œuvres des maîtres, quelle que soit leur nationalité.

Aujourd'hui, on ne chante plus que des inepties; les jeunes gens sont mélancoliques et les pères rabat-joie encore plus nombreux que les violons; les orgues de barbarie eux-mêmes ont à peu près disparu; les sérénades, les aubades, ne sont plus qu'un souvenir. Nous pourrions nous appliquer la fable du Savetier et du Financier; la lutte pour la vie, le désir de s'enrichir, l'ambition, ont fait perdre à Grégoire sa gaieté; mais elle reviendra, je l'espère, et il chantera et il musiquera de nouveau le joyeux drille, le jour où l'avenir sera devenu moins sombre, le jour surtout où la patrie aura retrouvé sa grandeur passée!

Horrible cauchemar !

Ah ! je viens de passer un mauvais quart d'heure...
Quelle nuit !... C'est la faute au dîner pantagruélique du
Dr X..., dont l'hospitalité est si fastueuse. Il nous a servi
des quantités de choses truffées, le tout arrosé des crus
les plus généreux et les plus authentiques ; mais mon
estomac devenu ombrageux ne supporte aucun surcroît
de travail ; il manque absolument de complaisance et
n'admet plus d'excédent de bagages.

Les fumées capiteuses de la soirée auraient dû me
bercer mollement et me procurer un anéantissement complet de huit à dix heures. Mais, hélas ! à peine avais-je
les paupières closes que j'ai été brutalement sommé de
comparaître devant l'épouvantable cénacle des malades
qui, depuis vingt ans, avaient eu à se plaindre de moi.

Ne croyez pas que j'ai envie de rire de mon erreur ; je
suis encore tout meurtri et angoissé de cette terrifiante
vision.

J'aperçois encore les mines courroucées de tous les
clients qui avaient oublié de s'acquitter envers moi, sous
prétexte que mes conseils avaient été inutiles et que je

leur avais fait perdre un temps précieux. Ils m'ont fait avaler des monceaux de drogues, afin, disaient-ils, de me rendre la pareille. J'avais beau protester et bégayer, haletant, que je n'avais ni faim, ni soif — au contraire — ils redoublaient d'animosité et ils n'ont renoncé à m'accabler que lorsqu'ils ont supposé que j'avais succombé sous une avalanche d'ordonnances. Je ne suis parvenu qu'à grand'peine à écarter le poids qui m'oppressait et à reprendre haleine ; mais on ne m'a pas laissé le loisir de me remettre, de reprendre des forces pour résister à de nouveaux assauts. A mes premiers bourreaux a succédé la cohorte hideuse de la famille Putiphar, des laiderons envahissants et des quadragénaires aux flasques embonpoints, dont j'avais dédaigné les gélatineux appâts et les provocations intéressées.

« Ah ! tu n'as pas voulu boire avec nous à la coupe des ivresses charnelles, pudibond Joseph. L'heure du châtiment a sonné et tu laisseras plus que ton manteau entre nos mains... »

Ainsi parla une virago aux regards phosphorescents qui, pour me punir de mes récidives de lèse-galanterie, proposa de me punir par où j'avais péché, et commença, avec l'approbation générale, à se livrer sur ma personne aux mutilations les plus affligeantes.

Infortuné Abeilard, pauvre martyr inconsolable, comme j'ai compris alors l'immensité de tes regrets et le deuil navrant de tes jours !

Lorsque leur vengeance inique a été consommée, des

ricanements aussi hostiles que déplacés ont accueilli l'expression de mes doléances ; plus je me plaignais, et plus l'hilarité était exubérante.

Je me suis alors aperçu que j'avais subitement hérité de la voix aiguë d'un chantre de la chapelle Sixtine, que j'avais eu l'occasion d'ouïr, lors de mon dernier voyage à Rome.

Nouveaux regrets, quoique mon larynx ne m'ait jamais permis de donner l'*ut* de poitrine ; nouvelles lamentations de ma part, et reprise en chœur des sarcasmes des Euménides.

J'ai entrevu à ce moment le tableau d'Henri Regnault, *Une exécution à Tanger*, et j'avoue que le sort du décapité m'a paru digne d'envie.

Hélas ! je n'étais pas au bout de mes tortures.

Une nuée d'apothicaires, dont je n'ai jamais prescrit les spécialités, n'ont pas tardé à me reprocher amèrement mon indifférence. Les représentants de la dosimétrie, de l'homœopathie, de la méthode Raspail et autres industries fructueuses, se sont montrés particulièrement cruels. Ils m'ont administré à profusion des révulsifs, des moxas, des drastiques, des élixirs digestifs, des poudres laxatives et des injections hypodermiques de toute nature, au point que mon épiderme tout entier n'était plus qu'une vaste plaie. Sous prétexte de me panser selon les règles rigoureuses de l'antisepsie, un Éliacin d'officine, à la mine doucereuse, a centuplé mes souffrances.

Tant de fiel entre-t-il donc dans les bocaux d'un

pharmacien ? Je m'étais pourtant toujours figuré que leurs remèdes secrets étaient moins dangereux que les préparations des épiciers, que les vins des mastroquets, ces chimistes infatigables, devenus d'importants agents électoraux, qui vendent du poison au litre, sous l'œil paternel et condescendant de l'autorité.

Après bien des péripéties, je me suis trouvé empri sonné dans la cornue d'un des laboratoires de la Faculté. Là, un professeur de bactériologie m'a violemment reproché d'être vieux jeu, de ne pas avoir assez sacrifié dans ma vie au microscope, à ses pompes et à ses œuvres ; il m'a enfin abandonné à la vengeance de ses élèves intolérants. Ceux-ci m'ont dépecé, trituré, analysé avec l'entrain et le zèle des inquisiteurs d'autrefois. C'est au nom de la bonne cause qu'ils ont recherché et trouvé, dans ce qui fut ma guenille terrestre, les microbes les plus malfaisants et les moins avouables. Mon cerveau, manifestement atrophié, était criblé de bacilles crétiniques, dont la seule présence leur a expliqué pourquoi j'étais resté attaché aux anciennes méthodes d'observation clinique.

.   .   .   .

Enfin, le chant strident d'un coq du voisinage est venu m'arracher à ce supplice ; il était temps. Ouf ! il me faudra huit jours pour me remettre de cette secousse. Dorénavant, je serai sobre comme un ermite, et je ne boirai plus que de l'eau rougie chaque fois que je serai appelé à fraterniser, le verre en main, avec d'aimables convives.

Vélocipédomanie.

Le vélocipède, infernal Pégase, adopté même par
beaucoup de médecins, règne en souverain despotique
sur notre génération. Il est devenu indispensable de lui
donner un frein, de fixer des limites à son envahissement
progressif, malgré ses innombrables partisans qui prétendent que c'est un instrument sauveur :

Plus que le cresson de fontaine, clament-ils, c'est la
santé du corps, et si, demain, quelque Méphistophélès
fin de siècle se dressait devant un homme, désireux de
retrouver ses jeunes années, ce n'est pas une fiole d'élixir
qu'il lui apporterait, comme à l'opéra, mais une bicyclette !
— Malgré cette belle affirmation, comme j'ai rarement vu
pédaler avec discernement et mesure, et que les néophytes
eux-mêmes deviennent passionnés, dès la première leçon,
je me crois autorisé à parler de modération, quoiqu'il soit
bien difficile de calmer la fièvre hippique, qui fait tant de
ravages parmi nos contemporains. — Il faut une certaine
audace, je le sais bien, pour oser formuler la moindre
critique contre la bi ou la tricyclette, contre ce coursier,
dont la sobriété surpasse celle du chameau.

Jusqu'à ce jour, j'ai hésité à le faire. Enfin, m'armant de courage, je viens, au nom de l'hygiène, m'insurger contre cette frénétique passion ou du moins *contre ses excès et ses abus*, dût-on me traiter de Don Quichotte.

Je suis cependant affligé d'une certaine tendance à l'obésité prosaïque, mais, comme on peut combattre la polysarcie autrement qu'en faisant des records à sensation, avec ou sans l'aide d'amis chargés d'entraîner le coureur et de le réconforter aux haltes, j'ai énergiquement refusé de devenir membre honoraire du vélo-sport de ma circonscription, et je me décide à lever l'étendard de la révolte contre ce système de locomotion, qui est surtout avantageux pour les fabricants.

Il a beau représenter une révolution dans les moyens de transport et résumer, en quelque sorte, notre agitation fin de siècle, je ne puis me résigner placidement à voir tant de jeunes gens et même de femmes, les imprudentes, contracter des infirmités, se déformer, en vidant les étriers, je veux dire les pédales, avec une rapidité vertigineuse.

J'ai été témoin de tant d'accidents que je ne puis plus rester indifférent, dussé-je me faire lapider par tous ceux qui se font des rentes enviables avec cette exploitation.

Comment ne pas protester contre cet envahissement, qui est devenu la plaie funeste de toutes les villes d'eaux, en voyant avec quelle *légèreté* les amateurs se faufilent entre les couples et les promeneurs inoffensifs. Ah ! ils ont vite fait de disperser un pensionnat ou un troupeau de dindons (je n'entends établir aucun rapprochement ironique). Leur machine s'insinue (*horresco referens*), avec la rapidité de l'éclair, sous les jupes des matrones les plus vénérables, au moins par les années, des Anglaises les plus prudes, comme entre les jambes des notaires les plus compassés...

C'est intolérable ! Qui de nous peut être sûr maintenant du lendemain, alors qu'à chaque carrefour, qu'à chaque tournant de rue, il peut être renversé, bousculé et piétiné sans merci, par des cavaliers affolés luttant de vitesse ?...

Je ne veux pas ridiculiser leurs costumes, qui sont peut-être hygiéniques, ni me moquer de la tournure des femmes, qui ont bien tort de vouloir imiter le sexe laid. C'est un prétexte à couplets égrillards. Ce collant obligatoire vous fixe tout de suite sur les routes de leur département. Ce n'est quelquefois pas désagréable à constater, ni toujours agréable non plus.

Je détourne pudiquement les yeux pour me contenter de dénoncer comme n'étant pas saine la posture couchée que l'on est obligé de prendre, lorsqu'on veut aller vite ou gravir les chemins montueux. — Dans les concours auxquels j'ai assisté, j'ai constamment été frappé de voir combien les concurrents, même les plus robustes, avaient le dos voûté et les épaules retombantes. A la longue, cette attitude s'impose et devient une seconde nature. Cette tendance à la cyphose du rachis, dans la région cervico-dorsale, est surtout à redouter chez les adolescents adonnés prématurément et avec trop d'ardeur à la bicyclette. Ils adoptent presque fatalement cette attitude vicieuse, dite de jockey, pendant les courses rapides et l'ascension des côtes.

Nous sommes loin de l'antique recommandation si sage, si rationnelle, qui conseillait de porter le thorax en avant, de faire de grandes inspirations pour accroître l'amplitude pulmonaire et absorber une plus grande quantité d'oxygène.

Je suppose que, dans les conseils de révision, les spectateurs doivent maintenant avoir sous les yeux des poitrines rétrécies et des troncs incurvés, qui ne rappellent en rien l'anatomie de l'Antinoüs.

Comme une bonne promenade à pied, à la façon des militaires, serait préférable à ces excursions folles qui se traduisent par une centaine de kilomètres et plus. — Ce défaut de mesure s'accompagne d'autres excès de table ou de boisson, auxquels on se laisse aller d'autant plus volontiers qu'on éprouve le besoin de réparer ses forces. — On a longtemps attendu avant de trouver un gîte hospitalier ; les heures des repas sont changées ; on dévore et on avale de tout sans sourciller, sur le moment du moins ; mais l'estomac et le foie, les entrailles et les organes abdominaux, qui ont été comprimés pendant plusieurs heures, ne sauraient supporter l'expansion opposée à laquelle on les soumet ensuite. Ces pauvres viscères sont d'abord fort gênés, et on leur impose ensuite un surcroît de travail ; on les surcharge de victuailles malsaines et de boissons toxiques. La transition est vraiment trop brusque et l'équilibre organique ne saurait s'en accommoder.

Les inconvénients du vélocipède sont innombrables : Transitions brusques de température suivies de refroidissements, de bronchites, de pneumonies, de douleurs, de névralgies. — Sueurs profuses et débilitantes : inconvénients du surmenage sous n'importe quelle forme. — Chutes et accidents consécutifs variables, plaies, fractures, turgescence hémorrhoïdaire et de la prostate, hémorrhagies, orchite traumatique, épanchements, claudication, entorses, uréthrorrhagie, poche sanguine périnéale, cystite, etc... — Les diverses hernies ombilicales, inguinales et crurales peuvent en être la conséquence, et, lorsqu'elles existent déjà, l'étranglement si redoutable peut être le couronnement d'une imprudence.

L'uréthrite simple, ou inflammation du canal, a été signalée, chez les apprentis vélocipédistes mal montés, quand la selle est mauvaise ou mal installée. — Chez certaines femmes, la pression et le frottement prolongé de la selle sur la vulve et l'urèthre déterminent des envies fréquentes d'uriner, une inflammation des grandes lèvres, une sécrétion vaginale exagérée, des démangeaisons insupportables de la région ano-vulvaire. Ces accidents cèdent facilement au repos, j'en conviens, mais à la longue ils peuvent aller jusqu'à l'uréthrite et à la cystite.

On a décrit une arthrite des vélocipédistes (voir un travail du Dr Lavieille sur ce sujet. — Doin, éditeur), avec contracture du long péronier latéral, causée par une exagération de travail musculaire :

« Cette contracture, dit l'auteur, que je tiens à citer,

se traduit par un pied creux valgus. Puis cette première affection étant constituée, les ligaments supérieurs étant déjà quelque peu distendus par suite de l'exagération de la convexité du dos du pied, la contracture, aidée par les nouveaux efforts et peut-être aussi beaucoup par les secousses musculaires, amène, par une série d'entorses, une affection aiguë dans toute l'articulation.

Bien entendu, la déformation n'apparaîtra pas chez tous les vélocipédistes, mais nous croyons fort utile d'insister ici sur les inconvénients que présente l'abus de cet instrument. Cela surtout pour les jeunes sujets chez lesquels les différents tissus n'ont pas encore atteint tout leur développement et acquis toute leur résistance. Leurs os et leurs articulations surtout ont gardé une malléabilité qui leur permettra de recevoir plus facilement toute impression fâcheuse, et surtout la rendra plus difficile à guérir.

Quant à l'arthrite, nous croyons qu'elle n'apparaîtra que chez les sujets prédisposés aux affections articulaires par leurs antécédents héréditaires ; mais, dans certains cas, elle pourra peut-être devenir dangereuse, notamment si elle se manifeste chez des gens suspects de tuberculose.

Sur un terrain ainsi préparé, cette arthrite, difficile à guérir chez un sujet sain et tendant d'elle-même à la chronicité, pourra fort bien changer de nature et devenir fougueuse, entraînant ainsi toute une série de complications, sur la gravité desquelles nous n'avons pas à insister. »

Parmi les accidents singuliers que j'ai eu l'occasion
d'observer, je me contenterai de signaler une éventration
de la ligne blanche de l'abdomen, avec pincement consé-
cutif de l'épiploon. C'est le Dr B...., un des médecins
les plus distingués de Rouen, qui en a été victime.
Le diagnostic n'était pas d'abord facile à formuler,
puisqu'il ne s'agissait au début que de sensations
douloureuses et d'une saillie insignifiante; mais à la
longue, il a fallu se rendre à l'évidence et recourir à
la compression, à une ceinture appropriée, au repos, qui
ont enfin triomphé de cette complication.

Je me suis cru d'autant plus autorisé à pousser
ce cri d'alarme que, jusqu'à ce jour, je me suis montré
très partisan de tous les sports en plein air, de tous
les exercices corporels et jeux locaux, qui ne sauraient
porter atteinte à la santé générale et à la vigueur
de notre race. Je me suis nettement prononcé, à
diverses reprises, en faveur de la gymnastique et des
courses à pied, qui ont une influence vraiment favorable
sur la constitution des jeunes gens et, par contre-coup,
sur l'avenir de la patrie.

Mais je persiste à recommander la modération. Il
s'agit de s'entraîner progressivement et de ne pas
abuser de ses forces : la gymnastique la plus rationnelle étant une sorte de remède, d'agent thérapeutique,
il faut en prendre suffisamment, mais pas trop, comme
cela se pratique tous les jours lorsqu'il s'agit de vélocipède.

C'est aussi l'avis du Dr Dupuy, qui vient de publier un très intéressant volume où il s'occupe de la question (*Le mouvement et les exercices physiques*, 1893, J.-B. Baillière, p. 305).

Il est pourtant partisan du « cheval d'acier, un rude concurrent pour son collègue à quatre pattes, qui, grâce au refoulement des couches d'air, produit un véritable gavage aérien »; mais il condamne énergiquement le *vélocipédisme professionnel* et le gaspillage d'azote, cause puissante de dénutrition, qui est la conséquence des courses forcées, longues ou trop fatigantes.

La dernière prouesse excentrique du Champ-de-Mars, où Terront et Corre ont parcouru 1,000 kilomètres en quarante-deux heures, vient corroborer cette affirmation; malgré l'énergie surprenante et la force de résistance dont ces deux concurrents ont fait preuve, c'était vraiment pénible de les voir, exténués par cette lutte de vanité, où se jouait leur santé, dans un but plus que problématique.

« Il n'y a plus de doute actuellement, écrit Benjamin Richardson, sur les inconvénients que peut entraîner l'abus du cyclisme. L'attitude que prennent presque tous les cyclistes, à un degré plus ou moins marqué, — en se penchant en avant sur le guidon de leur machine, — est sûrement des plus préjudiciables à la santé.

» La position courbée est plus nuisible qu'on ne s'imagine. Tout le monde reconnaît qu'elle est disgracieuse. Elle détruit les lignes naturelles de la colonne vertébrale. Le haut de la courbure antérieure se trouve projetée en avant, et je ne suis pas sûr que la courbure postérieure ne soit pas aussi modifiée, jusqu'à ce que l'épine prenne la forme d'un arc. Le squelette osseux de la poitrine est comme écrasé par la pression anormale qui s'exerce sur lui. La circulation se trouve gênée et sans aucun doute les poumons sont aussi entravés dans leurs mouvements. Il n'est pas possible que ces diverses modifications n'aient pas de conséquences nuisibles. »

Le 14 Janvier 1894, un champion anglais et un champion français devant courir, au Champ-de-Mars, on a dû organiser des convois spéciaux entre Londres et Paris. Les fils d'Albion ne se seraient pas déplacés même pour une exposition artistique de premier ordre et cet engouement cosmopolite a justement lieu de surprendre les gens qui aiment les belles choses.

Il ne s'agit dans tout ceci que d'une affaire commerciale, que d'un procédé nouveau de parier, de jouer; l'hygiène n'a rien à voir dans ce sport tapageur.

Dans la revue de Cluny, MM. Milher et Godillot viennent de railler, d'assez plaisante façon, la manie du cyclisme. Toutes les statues équestres de Paris, Henri IV, Jeanne d'Arc, Louis XIV, Charlemagne, etc., apparaissent figurées par des acteurs juchés sur des pneus. A un moment donné, ces vénérables personnages se mettent à fonctionner, pendant qu'au fronton du Louvre, devant lequel se passe cette joyeuse scène, le génie des arts lui-même, délaissant Pégasse, joue fiévreusement de la pédale.

— Le public a souligné malicieusement de ses bravos cette scène bizarre, de même qu'il applaudira à toutes les critiques plus acerbes qui pourront être dirigées contre cet encombrant ustensile.

Il ne reste plus qu'à légiférer contre lui, qu'à le frapper, comme le piano, d'une sorte de patente vengeresse : Ce sera la revanche des gens paisibles et des piétinés.

. . . .

Et maintenant que j'ai allégé ma conscience, que j'ai averti mes contemporains, en leur signalant les dangers de l'*abus* des exercices physiques, surtout pendant la période si délicate de la croissance, je puis aller me coucher paisiblement, sans avoir à redouter l'insomnie.

Parallèle

LE MÉDECIN TANT-MIEUX

Le sang de Don Juan bouillonne dans ses veines ; joyeux comme un rayon de soleil, il est tout entier au bonheur sensuel de vivre; tous les rêves semblent être à la portée de sa main. Il se figure volontiers qu'il en sera toujours ainsi, et, dans sa tête, il arrange sa vie, l'emplissant de délicatesses et de splendeurs, de conquêtes et de féeries.

Au lieu d'honoraires, souvent fort utiles, il préfère palper des clientes confortablement capitonnées au Nord et au Midi, bien mamelonnées et bien dodues du gaillard d'arrière, comme dirait Armand Sylvestre, qui n'aime pas les êtres ou les choses sans fondement.

Est-il bien coupable de préférer une plastique irréprochable à celle des Agnès étriquées de corps et d'esprit, qu'on ne tardera pas à lui proposer, comme compagnes de son existence ?

Laissons les dévotes de l'endroit se scandaliser de ses ultimes fredaines; le délinquant qui ose aimer sans avoir passé sous le clocher, sans autorisation sacramentelle, sera bientôt pincé, pétrifié, immobilisé : sa future belle-mère le guigne déjà dans l'ombre !

Le médecin Tant-pis

Son intelligence robuste et libérale s'accommode mal
des petitesses, des rivalités mesquines de la province. —
Il lui déplaît de s'enrôler sous une bannière, d'être
accaparé par une coterie, par un cercle, d'arborer une
cocarde blanche, bleue ou rouge.

Plein d'activité, il n'aime pas les pataches et les
rossinantes, s'énerve dans les longues courses et les
difficultés des communications rurales, se défie de sa
gaucherie et de sa timidité, malgré sa confiance en son
savoir récent et ne sait comment dépenser sa vitalité
surabondante.

Il enrage, au moins intérieurement, lorsqu'on discute
ses ordonnances et qu'on les oppose aux façons de
procéder de son concurrent.

Il s'amuse pour agir comme les autres, sans enthousiasme, sans entraînement, et fait une fonction de ce qui
devrait être un plaisir.

A trente ans

I. Malgré les dangers du mariage, dont la crainte est
inscrite sur tant de fronts (heureux qui n'en a que la
crainte !), il s'est laissé séduire par les dehors pratiques
et décoratifs de l'institution : bonne cuisine, respecta-
bilité et confortable de la vie, descendance légitime, etc.

Notre Céladon est marié, ou bien il a tendu ses filets

et il espère bien qu'il s'y prendra un poisson d'importance, bien argenté surtout. Il a du zèle et se dépense sans compter pour ses malades. Les préoccupations de clientèle et de famille ne lui ont pas fait oublier ses amitiés d'écritoire, de pension ou de salle de garde.

. . . .

II. La dame de pique l'attire plus que la dame de cœur ; mais il ne supporte pas de perdre au jeu, pas plus que d'être refait par des tapeurs indélicats, de ne pas arriver plus vite, d'être en lutte avec un rival, plein de savoir et de savoir faire, d'entrevoir la mauvaise foi au fond de toutes les discussions, de constater que les jours se succèdent sans lui apporter plus de félicités (au contraire), de rentrer seul, dans son appartement vide, de se sentir isolé et désireux de changer d'existence. Il ne se marie pourtant pas, par prévention contre le ménage et les belles-mères, et se contente de convoler sans notaire avec les filles de joie et de douleur, qui vendent ce qui ne devrait pas être vendu. Au moment où il pourrait être libre, il devient le prisonnier de ses affaires, de ses camarades de cercle, de ses rêves californiens, de son désir de faire sa trouée.

A TRENTE-CINQ ANS

I. Il ne songe plus à faire de conquêtes et ne se prêterait pas à une aventure galante, capable de le compromettre ; mais il ne lui déplaît pas d'être l'objet de ce sentiment tout particulier, où la gratitude semble être la dominante, qui attache, avec une certaine réciprocité, quelques clientes absolument honnêtes, du reste, à leur médecin.

Il commence à savourer silencieusement, au fond de son cœur, ses souvenirs d'autrefois, ses luttes, ses succès, ce qui l'a grisé et rayonne encore; mais ne tardera pas à perdre son éclat et sa fantasmagorie.

. . . .

II. Il lit avec déplaisir la statistique municipale, lorsqu'elle est trop favorable, se plaint des hivers trop doux, des étés tempérés, s'agace de n'avoir pas assez d'occupations rémunératrices, s'étonne presque de trouver parfois de braves gens parmi ses adversaires politiques. Il est plus enfiévré que jamais, a plus de défaillances qui le désenchantent, que d'aspirations qui le passionnent. Le nervosisme le domine et dicte ses résolutions; c'est une pile électrique qui ne cesse de lancer des étincelles et de tout secouer autour de lui. La surcharge graisseuse le rend lourd, facilement essoufflé ; les pivoines rutilantes de la couperose enluminent ses traits.

A QUARANTE ANS

I. Comme Rachel, il tient à la vie et ne néglige rien pour conserver cette habitude le plus tard possible. Il se comporte en bon vivant, soucieux de ne laisser échapper aucune joie, intellectuelle, gastronomique et autres.

Ayant bon appétit, il ne discute pas à table et laisse généralement voguer en paix le vaisseau de la chose publique. La farce électorale le laisse indifférent et le Guignol du Palais-Bourbon ne l'intéresse pas.

Si cependant son opinion pouvait être de quelque poids sur la marche des événements, il voterait avec empressement pour que les concierges soient polis et discrets, nos représentants plus désintéressés, les tortues parlementaires plus alertes, les agents de la sûreté plus actifs, les dévots plus tolérants, les imbéciles moins nombreux et moins encombrants.

Quelquefois, il devient mélomane ; on le retrouve au Conservatoire, à l'Opéra ; il fait partie d'un quatuor, vibre sous le chant et l'émotion des instruments, ses lèvres entr'ouvertes semblant aspirer une volupté qui passe ! — Il se sent emporté dans une sorte d'ivresse nerveuse, dont la griserie lui fait oublier l'ingratitude et les déboires de l'existence.

. . . .

II. Il recherche les prétendues faveurs du suffrage universel et pérore dans le café bien pensant de l'endroit, chambre au petit pied, où se jugent et se détruisent les renommées, où on gourmande les ministres et réfute les orateurs en vogue.

Quoiqu'il ne soit pas trop fatigué du voyage et que cela le rende plus respectable, il se préoccupe des cheveux qu'il a perdus en route.

Sa patente lui semble toujours trop élevée, et il paie ses contributions sans enthousiasme.

Apparition de la goutte, de l'amoindrissement, de la torpeur physique et morale.

Il constate avec peine que son estomac devient réfractaire au bourgogne, aux plats compliqués ; — se déshabitue peu à peu de l'espérance, en accomplissant à peu près quotidiennement la même besogne insipide.

S'étant nourri jadis des classiques, il se rabat avec plaisir sur le simple et le vrai et se détourne avec dégoût de la sentine du naturalisme, de la littérature... horizontale, de tous les novateurs orduriers qui cherchent à transformer notre bel idiome en langue verte.

Il en est autant écœuré que de la fausse science, dont quelques cabotins hippocratiques savent faire un pompeux étalage.

À QUARANTE-CINQ ANS.

I. Le père de famille assagi se complait à lire dans les yeux de ses enfants, ces yeux si clairs, si transparents, qui laissent entrevoir l'âme bleue qui les colore, qui les anime, qui les divinise. C'est son ermitage, son refuge, l'asile aux contrevents verts....

Tous ses projets se rapportent à ces chers petits êtres, à la voix prenante, irrésistible, dont la joie communicative et la belle santé le dédommagent des sacrifices qu'il s'est imposés pour eux. Leur seule vue le repose des fatigues de la journée.

Il arrose volontiers ses racontars de capiteuses rasades, estime à leur valeur les flacons poussiéreux, commence à se laisser captiver par la paix et la quiétude du coin du feu, surtout par les soirs moroses de neige et de silence.

Il ménage ses semblables, et, s'il est obligé de leur dire quelques vérités, il les enveloppe prudemment d'aimables friandises, pour qu'ils les avalent sans faire la grimace; doué d'une tolérance un peu dédaigneuse pour les folies de l'humanité, il pardonne volontiers au fanatisme, à la superstition, ce qui ne l'empêche pas de sourire parfois des emportements d'un zèle qu'il ne saurait partager; à ses yeux, les vrais heureux, les seuls élus, sont ceux qui ont l'âme droite et le cœur sain, qui se laissent aller bonnement, sainte-ment, à leur amour pour les belles choses et se consolent aisément de vivre au milieu d'un peuple dégénéré.

. . . .

II. Quelquefois, le quadragénaire Arnolphe s'éprend tardivement d'une Agnès quelconque; mais l'innocente et cruelle jeunesse suit son penchant en aimant Horace.

Resté célibataire, parce qu'il considérait le mariage comme un piège et une servitude, il est devenu grincheux et édenté. Il ne veut pas qu'on le plaisante sur ses secrètes opérations de teinture, sur sa jeunesse artificielle, sur les amours de bas étage qu'il recherche encore, malgré les avertissements et les humiliations de la maturité.

Il ne supporte pas qu'on lui parle à l'oreille au passage le plus pathétique d'un opéra ; déteste les chaussures trop étroites, les cris de la marmaille, les débâcles panamiques du banquier ou du notaire, à qui il a confié ses économies, l'exagération des gestes et de la voix, les romans lugubres, les confidences tristes, les ruptures bruyantes et les messes d'enterrement.

Il aime peu les voyages et la vie de colis qu'ils imposent ; il redoute l'entassement, le demi-sommeil cahoté des wagons, les dîners hâtifs du buffet, le lit suspect et la rencontre inévitable des Anglais carnivores et compassés.

Il ne se plaît pas dans les bals, infestés d'espérances matrimoniales, ni dans les réunions mondaines où il en est réduit à jouer au Wisth avec des médaillés de Sainte-Hélène. Il voit partir avec terreur pour le grand voyage les quelques amis, parents de l'âme, qui illuminaient encore la sombre trame de ses jours. Ce n'est plus la Diane des baisers matinaux qui le réveille, c'est la pituite. Pauvre cigale, la bise va souffler !

A CINQUANTE ANS.

1. Il apprécie les charmes du renoncement, du dévouement, de la charité sous toutes ses formes : moins penser à soi et n'aimer que les autres lui apparaît comme la seule pratique morale, qui puisse nous réconcilier avec l'existence et nous révéler le bonheur caché sous ce mal apparent.

Il ne lui déplaît plus de parler du passé et de farder d'une certaine jovialité la mélancolie des vieux souvenirs.

Il se console de la décadence inévitable, en se sentant devenir meilleur : Heureux celui qui se transforme avec les années et reflète toujours plus d'images en son cerveau !

. . . .

II. Il ne se résigne point à passer. à l'état de volcan éteint, à constater l'anémie cuisante, l'appauvrissement ambigu de ses facultés, aux ressorts affaissés.

Où sont les neiges d'antan ?

Hélas ! sur ses cheveux et dans son cœur.

Son âme cahotée, incertaine, se sent mal à l'aise dans cette période de transition, qui accentue vraiment sa décadence.

Les plaisirs l'ont épuisé et il croit avoir épuisé les plaisirs ; il déclare que rien ne peut remplir le cœur de l'homme : Mon ami Pierrot, ta chandelle est morte et le ciel est tout noir !

A SOIXANTE ANS.

I. Sachant que le secret de sa verte vieillesse réside dans une sobriété parfaite et une vie admirablement réglée, il redouble de précautions pour se faire durer le plus possible.

Il a beau répéter après Tourguénef : « Dans mon âme il fait plus sombre que dans une nuit sombre. — Plus de désir de vivre; rien à faire, rien à attendre et même rien à souhaiter. O mon ami, nous sommes les éclats d'un vase cassé depuis longtemps ! »

Il n'en croit rien au fond, est satisfait qu'on le complimente sur sa bonne mine, sur les cheveux qui ont obstinément persisté à orner son occiput; sa résignation en est moins amère, et, cette dernière illusion lui permet de franchir plus facilement le détroit de la caducité.

. . . .

II. Ce condamné à mort, avec sursis, quand il songe au passé, constate avec mélancolie que ses joies ont été au-dessous de son attente, tandis que les douleurs l'ont dépassée de beaucoup.

Le vieux voltairien, matéraliste irréconciliable, athée militant ou radical à tous crins, est devenu plus tolérant, moins exclusif.

Il ne tourne plus en ridicule les paradis chimériques, dont l'espoir illumine les prunelles ternies des mourants et soutient ceux qui sont affamés ou meurtris.

Sans être hanté par des visions de béatitude, il ne rit plus des sombres mystères de l'au-delà, de la confiance des simples, en une providence équitable. Bien des points d'interrogation qu'il croyait résolus provoquent en lui des transes d'âme et des émotions anxieuses. Il en vient à redouter les responsabilités accablantes du libre arbitre.

A SOIXANTE-DIX ANS.

Le médecin Tant pis et le médecin Tant mieux peuvent maintenant se donner la main ; malgré leur résistance, ils sont enrôlés l'un et l'autre dans la vieille garde, celle des intelligences obnubilées, parmi les masses dolentes du bétail humain. Leurs décrépitudes catarrheuses se font pendant, au coin du feu, et il ne leur reste plus qu'à faire du regret en collaboration, qu'à parler en mineur de leur vieillesse de pot fêlé.

Ils ne sont nullement enchantés de leur triste savoir, celui qui consiste à lire dans les âmes de leurs semblables, à avoir une notion claire des appétits humains, à connaître à fond le jeu à la fois compliqué et naïf des intérêts et des passions.

Comme ils préféreraient avoir encore des illusions !

Heureusement la bonne nature se plaît à enténébrer de plus en plus leur cerveau, à faire des ratures au siège de leurs pensées et de leurs sensations. La nuit se fait peu à peu autour d'eux et ils cessent d'avoir conscience de leur ruine et des ruines qui les entourent. Mais l'un meurt tout seul dans un coin et n'a que des funérailles lamentables, comme je l'ai vu récemment pour plusieurs célibataires ; tandis que l'autre est entouré de soins, de gâteries, de prévenances, jusqu'à la dernière minute de l'anéantissement final. Ils sont arrivés au même but, l'un par des chemins fleuris, l'autre par des sentiers ardus et raboteux : Au lecteur de conclure.

. . . .

Je n'ai pas fait allusion aux médecins qui résistent à tout et poussent même l'audace jusqu'à devenir centenaires ; mais ces roublards qui voudraient se faire oublier sont si rares, que ce n'est pas la peine d'en parler. Leur sort me semble, du reste, fort peu enviable !

Souhaits de Nouvel An !

. . . . . Voici
Venir l'an neuf en équipage
De gala : Voyez ; comme un page
Il est beau, jeune et sans souci !

C'est fini, rêve éteint, visions évanouies... Quelle noire mélancolie se dégage de ces jours disparus, qui ont été si souvent voilés de déceptions. Hélas ! que de temps perdu. Le recul donne maintenant la juste impression des choses : Ah ! si on pouvait rétrograder, comme on agirait autrement. Certes, on ne laisserait plus passer l'heure inutilement, ni perdre une bonne occasion. Trop tard, tel est le refrain funèbre que l'on entend sous ce ciel livide d'agonie, sous ce ciel « gris comme le style d'un homme politique », selon l'expression de Coppée.

Mais trêve de lamentations en mineur ; rassurez-vous, chers lecteurs, surtout ceux dont la tournure d'esprit est plutôt optimiste que taciturne et somnifère, je ne viens pas me livrer à la peu récréative besogne des attendrissements traditionnels sur l'année qui vient de finir. — Je ne veux point laisser tomber de mouches

dans votre tasse de lait, ni vous pousser à broyer du
noir, en m'apitoyant plus longtemps

> Sur la triste année en allée
> Où s'en va la fleur d'azalée,
> Quand souffle le vent hivernal!

Elle fut maussade, lugubre, troublée ; hâtons-nous
de l'oublier, avec la sérénité du sage, pour ne plus
songer qu'à celle qui la remplace et qui vient de s'éveiller
sur un lit de fondants, de douceurs, au milieu des
rires épanouis de tous les marmots. L'espoir enchanteur,
qui renaît toujours de ses cendres, lui fait cortège,
et je souhaite bien cordialement qu'elle vous soit
vraiment bonne jusqu'en ses moindres heures, qu'elle
ne ressemble en rien à son aînée, qu'elle vous apporte
les hochets convoités, fortune, honneurs, distinctions,
des fêtes et non des deuils, de surhumaines délices,
des ivresses inconnues et non l'émiettement et les
disgrâces de la décrépitude.

C'est la fête des petits ; que ce soit aussi la fête des
grands !

On a prétendu que cette période de l'année était celle
où il se débitait le plus de banalités ; qu'il n'y avait ni
poésie, ni véritable cordialité à s'offrir des marrons
glacés, avec accompagnement de trivialités encore plus
glacées ; que ce n'était vraiment une fête agréable que
pour les enfants et les concierges, etc...

Grellety. — 12.

Je ne partage pas du tout cette façon de voir et je
plains les esprits chagrins, qui osent maugréer contre
cette quinzaine bénie, où un vent d'obéissance et de
douceur souffle dans tous les ménages, à tous les
étages des immeubles, où madame prend sa voix la
plus câline pour vous entretenir d'un certain projet
de toilette, aux tons anémiques et passés, qui est une
vraie trouvaille ; — où les enfants cessent d'être
bruyants et n'évoquent leurs espérances qu'avec des
rires contenus ; — où M. Pipelet lui-même devient
empressé et vous remet votre correspondance, vierge
de toute indiscrétion.

— Votre dîner est prêt à l'heure ; on vous réussit
les plats que vous préférez ; chacun vous fait risette,
et vous seriez de mauvaise humeur ? — Allons donc,
ce serait injuste.

C'est charmant, vous dis-je, cette trêve universelle,
ce désarmement général de l'humanité. — Que ne
peut-on faire durer l'épanouissement de cette bonté
de surface, qui s'étale sur le masque des hommes
et surtout des femmes ! Le vrai visage revient toujours
trop vite.

Et n'allez pas vous plaindre de ce que cela vous
coûte ; on ne vous plaindrait pas ! Vous figurez-vous
qu'on va vous donner gratis du bonheur ?

Certainement, — j'en risque l'aveu, — ils ne sont
pas toujours fort sincères, les souhaits qu'on a l'habitude
de faire à cette époque de l'année : si on pouvait connaître

le fond des pensées, celles qui se dissimulent derrière les paroles mielleuses et les compliments enfarinés, on en entendrait de drôles !

Il vous est permis de mettre en doute la bonne foi des gendres qui abordent leur belle-mère, le sourire sur les lèvres; des neveux ou des nièces qui souhaitent la longévité de M. Chevreul à un oncle ou à une tante à héritage.

On ne saurait non plus prendre au sérieux les vieilles coquettes, peintes. teintes, qui s'extasient réciproquement sur la fraîcheur de leur minois quadragénaire.

Il est d'ailleurs bien difficile de trouver le mot propre, pour évoquer l'aspiration cachée, voluptueusement entrevue et caressée. Comment savoir ce que le prochain désire réellement? Comment dénicher l'ambition secrète qu'il nourrit, le rêve dont la réalité lui sera douce ?

Quoiqu'il en soit, je désire que l'immortalité cesse d'être un vain mot pour la plupart des membres de l'Académie de médecine, que leurs rangs s'éclaircissent plus rarement ; que les postulants qui attendent leur tour et rêvent un scrutin favorable, prennent patience en voyant leur boutonnière enrubannée; que l'âge d'or puisse renaître pour tous les praticiens de France, que leur vie soit constamment sereine, qu'ils voient leurs impôts diminués et ne paient pas trop cher le bonheur d'être gouvernés. Je leur souhaite :

Un peu plus de félicités, un peu moins de rhumatismes.

Un peu plus de malades rémunérateurs et moins d'étages à monter.

Un peu plus d'optimisme, moins de misanthropie et de scepticisme.

Enfin, de sérieuses compensations dans une planète meilleure !

Je souhaite à chacun de vous, ami lecteur :

De n'avoir pas à redouter les peines et les chagrins, que les années, par le seul fait qu'elles s'accumulent, entraînent forcément après elles, pour soi et pour ceux qu'on aime.

De pouvoir trouver dans un idéal élevé une compensation à vos déboires : Idéal en art, en amour, idéal dans le devoir, voilà le phare mystérieux sur lequel il faut lever les yeux et qui permet de marcher le cœur haut dans la vie, en dépit des trahisons et des vilenies.

Puisse ce coquet calendrier, sphinx de l'avenir, que le facteur vient de vous remettre, n'être rempli que de journées ensoleillées, sans nuages, sans heurt, sans le moindre accroc ; qu'il vous permette d'atteindre au but poursuivi ; qu'il vous conserve tous, parents et enfants, sains de corps et d'esprit, jusqu'au bout de son rouleau, jusqu'à la Saint-Sylvestre.

Frère, il faut vivre !

Je voudrais que cette année représente pour tout le corps médical une sorte de halte, de trève joyeuse ; qu'elle apporte de copieuses étrennes, de larges compensations à tous les déshérités ; qu'elle n'aggrave pas la crise d'incertitude angoissée et de scepticisme desséchant, que nous traversons.

J'ai dit en commençant que je ne voulais pas vous faire regarder en arrière ; ne parlons donc pas des ombres qui recouvrent déjà l'étape parcourue et qui dissimulent mal le champ funèbre planté de cyprès, où les plus à plaindre jouiront tôt ou tard du sommeil sans alarmes et du repos sans trêve !

Mais tout ne fut pas sombre dans ces douze mois défunts ; la nuit fit place plus d'une fois à des aubes rosées ; des fleurs égayèrent la route ; il n'y eut pas que des ornières et des côtes pénibles à gravir sur votre chemin ; il y eut aussi des haltes bénies, sous le bienfaisant abat-jour des grands arbres, sous le regard ami des étoiles, dans le décor parfumé de la nature en fête, en compagnie d'une femme chère, ou d'enfants adorés.

L'angoisse ne doit pas étreindre à cette heure le cœur de nos vieux praticiens des campagnes, ridés de bonté, toujours prêts à se sacrifier, qui n'ont pas cessé d'être sur la brèche du dévouement. On lit dans leur regard clair, sur leurs traits reposés, que l'apaisement est au fond de leur âme. La satisfaction du devoir accompli les a toujours réconfortés et ils ne songeront à la retraite finale que lorsque leurs forces épuisées ne leur permettront plus de se prodiguer et de faire du bien autour d'eux. — Leur tâche remplie, après s'être contenté des saines joies d'ici-bas, les plus simples, celles qui sont à la portée de chacun, leur nature droite se dégagera sans amertume de leur prison charnelle, dans la vision consolante d'un au-delà meilleur !

Au point de vue scientifique, bien des progrès ont été aussi réalisés et c'est une consolation que de se dire que l'humanité marche toujours en avant et réalise régulièrement de nouvelles conquêtes. Le bien-être général en est accru et la moralisation plus large des masses marche de pair. — Moins de misère, moins de paupérisme a pour corrollaire plus de virilité physique et intellectuelle.

On ne cesse de nous répéter que les descendants des vieilles races aristocratiques sont vraiment descendus ; que l'aristocratie de la fortune vaut encore moins que l'autre ; que ce que nous voyons est loin d'être beau, que ce sera encore plus grotesque, lorsque le pouvoir sera devenu l'apanage des couches inférieures ; consolons-nous en pensant qu'il coulera encore bien de l'eau sous les ponts de la Seine, avant que Paris n'ait disparu dans un cataclysme et ne soit plus qu'un désert comme Tyr et Babylone.

Et puis, si on veut être heureux, il ne faut pas être trop exigeant, ni toujours chercher la petite bête ; moquez-vous donc des pessimistes, qui, dans les rosiers, ne voient que les épines et ne savent pas respirer la fleur parfumée. — Abandonnez à leur humeur atrabilaire les oiseaux de mauvais augure, qui ne cessent de croasser

leurs sinistres pressentiments, et, puisqu'on ne s'aperçoit qu'en été des grâces charmeresses du printemps ;
puisque l'hiver fait regretter l'automne, sachez jouir
du présent sans regret du passé, sans souci de l'avenir.

Laissez-vous attirer par l'aimant invisible que le
fabricateur souverain a mis dans la beauté, sous toutes
ses manifestations.

Contentez-vous de régner, à la façon du roi d'Yvetot,
sur votre petit domaine, qui est bien à vous, bien
plus que l'Egypte n'est au Khédive : Si le bonheur, cet
hôte passager et volage, vient s'y abriter, puissiez-vous
l'y retenir.

Selon le conseil de Byron, que nul ne désespère ;
ne soyons pas les premiers auteurs de nos maux et
vivons d'espérances encore plus que de souvenirs.

. . . .

Que seras-tu, nouvelle venue, encore dans les langes ?
— Que nous apportes-tu ? Le passé peut faire redouter
l'avenir et la toile vient de se baisser sur une pièce
en 365 scènes, qui a été peu attrayante. — Qui peut
dire ce qui se prépare dans les coulisses ? — Je
préfère ne pas y penser.

Bah ! ce sera peut-être amusant !

La Petite Lumière

(DÉDIÉ AUX ÉTUDIANTS)

De la vérandah de ma salle à manger, je domine une partie du panorama de Paris, un véritable océan de toitures, qui recouvrent bien des vices et des laideurs morales, mais qui abritent aussi d'admirables vertus et de nobles intelligences. Car si notre capitale, avec ses mirages, est la sentine de toutes les âcretés, de tous les paroxysmes, de tous les virus délétères, de toutes les purulences, cette paradisiaque et infernale cité est aussi le rendez-vous de tout ce qu'il y a de bon, de charitable, de noble et d'élevé ; l'esprit s'y affranchit mieux qu'ailleurs des durs liens de la matière et plane à des hauteurs où les passions humaines ne peuvent l'atteindre !

Du haut de mon observatoire, j'embrasse donc une bonne partie de l'horizon et, durant tout ce long hiver, mon attention a été bien des fois captivée par la vue d'une petite lumière qui reparaissait chaque soir vers un point élevé, qui correspond aux parages du Panthéon, et ne cessait de se montrer qu'à des heures souvent fort avancées de la nuit.

Mes enfants eux-mêmes, après avoir tout d'abord fait un rapprochement entre ce point lumineux et la flamme lointaine que le Petit-Poucet aperçoit du haut de son arbre, ont fini par s'y intéresser, définitivement convaincus que s'il y a encore des ogres à Paris, ce n'est plus que dans les théâtres, et encore ceux-là ne sont pas à redouter.

Peu à peu nous nous sommes préoccupés, avec une certaine obsession, de ce phare lointain qui, régulièrement, nous envoyait comme un sourire amical. C'était même comme un désappointement lorsqu'il cessait de se montrer, ce qui était rare.

Était-ce un humble poète, un pauvre honteux de l'idéal, un assoiffé de gloire qui se consumait en une mansarde ignorée ? Était-ce un génie inconnu, sorte de Prométhée d'un grenier caucasique, se débattant contre la difficulté de percer, dans les limbes de l'inédit ?

En songeant combien de forces se perdent ainsi, dans une lutte stérile, dans une obscurité perpétuelle, nous aurions voulu pouvoir lui ouvrir toutes grandes les portes de la célébrité.

Après bien des suppositions, nous avons fini par nous arrêter à l'idée fort vraisemblable que ce devait être la lampe laborieuse de quelqu'un de ces étudiants exemplaires, de ces escholiers, prématurément pondérés, qui seraient désolés de n'avoir que des journées de huit heures et ne dorment que le temps strictement nécessaire pour réparer leurs forces et mettre leur cerveau au cran de repos. Ils ressemblent à ces braves ouvriers des champs, dont nous parlait M. Viger au banquet du Concours, qui, au lieu de se plaindre de la lourdeur de leur tâche, voudraient que le soleil se levât plus tôt et qu'il se couchât plus tard, afin de pouvoir remuer plus longtemps de leurs bras robustes cette terre qu'ils fécondent, pour en tirer des produits destinés à nourrir la nation.

Le but poursuivi est différent sans doute, mais le zèle est le même : « Leur simplicité droite, claire et saine, a un charme particulier, dans un temps où beaucoup d'âmes se piquent d'être compliquées, troubles et maladives. »

Je ne puis parler qu'avec une sympathie émue, de tous ces braves jeunes gens qui, à l'heure où leurs camarades, qui ne sont qu'à l'affût du plaisir, vont s'anémier dans les brasseries ou se distraire d'une façon plus ou moins intelligente, légitime après tout, de la tension intellectuelle ou de la dépense physique de la journée, montent sans regret les cinq étages de leur mansarde, de leur chambrette si froide et si modeste, pour y consacrer de nouvelles heures à l'étude, au travail. Cela ne les empêche pas de recommencer avec l'aurore, car le monde appartient à ceux qui se lèvent tôt.

Les vents sont à l'amour, écrivait jadis le poète des nuits ; ils sont au bonheur intellectuel pour ces infatigables et leur girouette est constamment tournée vers cette direction.

« Heureux mortel ! s'écrie le Dr Grégoire. Tu l'as trouvée, la pierre philosophale ; tu l'as trouvée la Terre promise ? — LE TRAVAIL ! Le travail, qui défie l'ennui, qui ne fait qu'une bouchée du temps, de la douleur même. Le saint travail, cette rosée vivifiante, que Dieu n'envoie qu'à ses élus. »

Il n'y a pas de bonne fortune qui vaille pour eux celle que leur procure le commerce des muses ; ils les aiment toutes et les préfèrent avec raison aux grisettes du voisinage, dont l'orthographe et la plastique laissent également à désirer.

Ils cherchent, avec des attraits d'extase et d'ivresse, à faire entrer dans leur être tous les modes imaginables, à ouvrir les portes de leur âme à toutes les sciences et à tous les grands sentiments.

C'est une erreur de croire qu'ils ont besoin d'être rassérénés, que le désespoir solitaire leur procure la jaunisse, que leur maigre foyer leur donne des idées de suicide au charbon, que le manche de fer de leur vasistas, potence à domicile, semble les inviter à quelque définitive pendaison, sous le regard indifférent des étoiles.

Non, leur travail acharné les consolerait même de l'acharnement des huissiers, si ceux-ci avaient l'occasion de mettre leur main crochue sur leur mobilier, en raison de leur anémie budgétaire.

Je suppose que, comme pour Benvenuto, dont l'apparition subite de Vénus, la reine de beauté, vient tout à coup illuminer la prison, la radieuse espérance vient aussi les dédommager parfois, leur procurer ses frissons, ses encouragements, et les bercer de ses rêves d'or. L'avenir doit évidemment leur apparaître radieux et auréolé, à tous ces bûcheurs infatigables qui, s'ils avaient fait le monde en six jours, ne se seraient pas reposés le septième.

Malgré les déceptions qu'ils pourront éprouver plus tard, ils ont dès à présent leur récompense, en s'assimilant le passé, en vivant avec les génies de tous les temps, loin des bruits décevants de la foule et des frivolités mondaines.

En quittant leurs auteurs favoris, ils peuvent aller se promener au Luxembourg, sans être attristés par le spectacle mélancolique des feuilles mortes qu'entraîne le vent ; un instinct de vie les porte à passer outre ; ils abandonnent à certains de leurs camarades, plus fortunés, mais vides de savoir, sinon de curiosités et de désirs, les délicatesses pusillanimes et les conceptions pessimistes, les mornes désœuvrements où l'on accueille les distractions les plus ineptes et les idées de rebut les plus plates, avec un empressement de naufragé de la *Méduse*.

Ces derniers n'aiment rien de ce qui repose, de ce qui élève, de ce qui réjouit l'âme ; le désir de s'étourdir ou de paraître, d'étonner la galerie, est le principal mobile de leurs actes. Ce besoin de s'afficher, de parader, de faire la roue, est porté à la suprême puissance chez quelques-uns. C'est une des causes de l'incapacité de notre classe moyenne, dans laquelle les larges situations d'argent deviennent un terreau pour la frivolité orgueilleuse et inutile, au lieu d'en devenir un pour le talent.

Ah! mes laborieux jeunes gens ne portent pas envie à ces dissipateurs obtus et débiles, qui ne feront jamais rien pour élever l'étiage de l'esprit humain. Ils ne désirent pas partager leur orageuse existence et leurs joies frelatées! Certes, leur bourse est l'image du vide; mais leur boîte de Pandore est remplie d'espérances dorées; il y en a pour des milliards, et nulle fortune ne vaudra jamais celle-là. Leur labeur d'aujourd'hui est destiné à ennoblir le bien être qu'ils acquerront plus tard, et s'ils arrivent jamais à la richesse, ce sera pour jeter des semences fécondes autour d'eux, pour réaliser de grandes choses, pour atténuer l'antagonisme qui existe entre le capital et le travail. Si leur bourse éclate de pléthore, soyez sûr qu'elle ne se fermera devant aucune détresse.

« La gêne, a dit Camille Rousset, est une fée, rude, sévère, disgracieuse, non point malfaisante à tous ni de mauvais conseils, elle retient ceux-là seulement qui ne veulent pas faire effort pour échapper à son étreinte. »

Eh bien, ce sont des vaillants, auxquels un tel effort ne coûte pas et on ne peut que les en féliciter.

On a presque le droit, au contraire, de mépriser les fils de famille, véritables frelons de la ruche humaine, qui, ayant ignoré les difficultés des débuts, ont poussé en serre chaude, gavés de tendresse et de petits soins, et gâchent bêtement leur vie et leur santé, au lieu de chercher à gagner moralement, à mériter le capital que le hasard leur a prêté pour mieux faire que les autres.

Il n'y a pas à le taire, le travail est pour tous, au temps actuel, dans notre pays qui a besoin de se relever, la vertu maîtresse, la plus éclatante marque de patriotisme. Il préserve des dérèglements qui faussent l'esprit; c'est lui qui redressera et retrempera nos caractères.

Lui dût-on simplement cette sérénité qui couronne à coup sûr toute journée bien remplie, qu'il faudrait encore le bénir et l'aimer !

Inventeurs, écrivains, artistes et hommes de cabinet vous diront tous qu'il n'y a rien de bon comme l'enfantement dans l'allégresse, l'esprit lucide et alerte, dans une abondance de vie qui se répand. Leur persévérance est peut-être une vertu bovine, selon le mot imprévu d'Émile Goudeau; mais elle permet d'aller jusqu'au bout du sillon.

Il n'y a pas de joie comparable à celle des heures de production facile, où l'idée semble descendre dans les mains, comme pour se fixer d'elle-même sur le papier ou sur la toile. Cela permet d'oublier les flonflons du bal qui est à vos pieds, les griseries malsaines de l'amour frelaté, la chanson de Musette et le bruit du carrosse qui emporte un couple enlacé.

Il est possible que ce soit du bonheur qui passe;

mais il habite aussi et d'une façon plus durable (car les fêtes mondaines ont trop souvent un brutal lendemain) cette pièce lambrissée, éclairée par cette lampe dont es reflets arrivent jusqu'à moi, comme un exemple.

Je ne l'oublierai pas de longtemps, en effet, cette lumière anonyme, compagne d'un inconnu que je voudrais pouvoir montrer à la majorité des étudiants. Ils peuvent la prendre pour guide, à l'exemple des trois mages d'autrefois, qui furent bien inspirés en s'en rapportant à la messagère céleste, qui les conduisit au berceau du Rédempteur.

Ils seront de nouveau purifiés et rachetés par le travail, source de la paix de l'âme et de la plus sûre des béatitudes !

Et voilà, dirai-je en terminant, pourquoi j'aime tant Paris ; car s'il a le mal, il a la compensation ; s'il a les grands vices, il a les grands penseurs qui les corrigent.

Le coup de sifflet mystérieux des filous et le grincement de la fausse clef du voleur de nuit sont dominés par le bruit strident de la vapeur géniale. L'égoïsme profond de la masse a pour compensation l'inépuisable bienfaisance des classes supérieures et même des petites bourses. Si la mode y dévore d'un égal appétit fidélités, réputations et popularités ; s'il n'est point d'endroit où la baisse soit plus voisine de la hausse, la banqueroute de la fortune, la trahison de la passion, je sais aussi que chaque jour voit éclore quantité de bonnes actions et d'œuvres de talent, et que si notre capitale a des taches comme le soleil, elle féconde comme lui !...

> J'aime Paris, parce qu'il vit,
> Et que, même lorsqu'il sommeille,
> En lui plus de fougue sévit,
> Qu'en mainte autre ville qui veille...
>   (HENRI SECOND).

Ah! si Paris avait une Canebière!... Mais sa prétention ne va pas jusque-là!

Le travail dans les hôpitaux.

Depuis de nombreuses années, je suis un habitué de l'hôpital Saint-Louis, tant par attrait pour l'étude de la dermatologie, que pour entendre les remarquables leçons, faites par M. Ernest Besnier, dans le service duquel il y a toujours quelque chose à apprendre. — Je souhaite même que cet article tombe sous les yeux de cet éminent clinicien, qui est en même temps un homme d'initiative et de progrès ; son appui, même platonique, ne pourra que faciliter la solution que je souhaite. — Voici de quoi il s'agit :

Dans mes visites intermittentes, j'ai été frappé bien souvent de l'aspect mélancolique et désœuvré des malades, qui, ayant gardé leur énergie, ne savent comment dépenser leur activité et noient cette force nerveuse dans une inaction mauvaise pour leur santé physique et morale. Ah ! s'il y avait des ateliers dans l'hôpital, ou si on leur permettait de recevoir de l'ouvrage du dehors, comme ils changeraient vite d'aspect, lorsqu'il seraient assurés de trouver à leur sortie une somme, même minime, qui leur assurerait pour le lendemain du pain pour manger et un abri pour dormir.

Grellety — 13.

Ce serait une excellente mesure, fort rationnelle, et qui pourrait être simultanément appliquée dans quantité de services hospitaliers. Durant bien des convalescences, pendant le repos forcé des suites de couches, où les journées sont si longues, dans les accidents chirurgicaux qui laissent l'usage des membres à peu près intact, on pourrait utiliser la bonne volonté des sujets laborieux, hommes ou femmes, qui seraient enchantés de pouvoir s'occuper et gagner quelques piécettes. Il n'y a pas que des paresseux dans les hôpitaux, il y a surtout de pauvres ouvriers, des domestiques, des mères de famille, qui ont commencé par épuiser leur modeste pécule, avant d'avoir recours à l'assistance publique et qui ne sont nullement rassurés sur l'avenir en sortant de l'hôpital : ils ont souvent perdu leur place pendant leur absence et il se passe quelquefois bien du temps avant qu'ils puissent retrouver une occupation rémunératrice.

Ce serait une affaire d'humanité que de les aider à parer aux mauvais jours, au chômage forcé. Il ne s'agirait pas, bien entendu, de leur donner des travaux pénibles, mais des ouvrages qui ne demandent pas d'apprentissage, que l'on exécute presque à première vue, comme cela se pratique du reste dans les prisons et ailleurs. — Les aptitudes de chacun pourraient être utilisées ; mais, en thèse générale, les ouvrages d'aiguille et de couture, le crochet et le tricotage, etc., conviendraient à la plupart des femmes.

Les hommes s'accommoderaient naturellement d'une besogne plus absorbante.

Il y a certainement plusieurs grandes maisons de commerce, qui se prêteraient à cette œuvre philanthropique ; leurs directeurs que l'on trouve à la tête de toutes les bonnes œuvres ne laisseraient pas perdre l'occasion de faire une bonne action, si on frappait à leur porte. — Le contrôle serait exécuté par les gardes ou les religieuses des services, sous l'œil bienveillant de l'assistance publique, qui, n'ayant aucun bénéfice en vue, ne saurait porter ombrage aux fabricants et aux bazars de la capitale. — Du reste, les commerçants de tout ordre sont beaucoup moins intéressants que mes protégés et le souci de leur déplaire, de provoquer leurs doléances mercantiles, ne saurait peser d'une once dans la balance, en face des lourdes infortunes et de la misère souvent imméritée, pour lesquelles j'invoque la pitié universelle. — Le conseil municipal a souvent souscrit de grosses sommes pour des besoins moins justifiés.

On a raconté que quantité de jeunes femmes, pour peu qu'elles fussent passables, étaient accaparées par le vice parisien, à leur sortie de l'hôpital, après avoir subi l'influence, durant leur internement, des vieilles et ignobles racoleuses qui leur ont donné de mauvais conseils. De pareilles choses ne se produiraient pas, si ces infortunées, femmes de chambre et cuisinières sans emploi, demoiselles de magasin, modistes et couturières, déjà chancelantes et mi-tombées, avaient de quoi attendre, de quoi se loger, manger et payer le bureau de placement. Mais que voulez-vous qu'elles deviennent, lorsqu'elles sont absolument sans ressources ? Elles ne peuvent que sombrer, et chacune d'elles, lorsqu'elle est perdue, ne saurait plus être retrouvée.

Le patronage de l'assistance publique ne devrait pas être fini, lorsque l'exeat de la guérison a été signé; elle devrait continuer à veiller sur les filles du peuple, les aider même à se caser, à entrer en place. — Elle y gagnerait sans contredit, car les rechutes seraient moins fréquentes et les bureaux d'admission moins encombrés.

Les hommes, de leur côté, n'iraient pas coucher sous les ponts, dans les terrains vagues, partout enfin où se donnent rendez-vous les misérables sans asile ; ils ne contracteraient pas de nouvelles maladies, dans l'espace de quelques jours, et ne subiraient pas surtout l'affreuse promiscuité de ce milieu interlope, où l'on coudoie tout ce que la fange humaine a enfanté de plus hideux. C'est là où le vol et le crime se combinent, s'élaborent, et ce serait une affaire de prévoyance, en faveur de la sécurité générale, que d'empêcher ces dangereux conciliabules.

On ne cesse de demander des bras pour l'agriculture et l'industrie, des citoyens pour la défense de la patrie ; on nous crie que la natalité continue à baisser et que nous sommes menacés de descendre à un rang tout à fait inférieur, par rapport aux autres nations : raison de plus pour protéger les petits et les humbles, pour permettre à cette parturiente annuelle, qui sort de la maternité, d'élever non seulement son dernier poupon, mais ceux qu'elle a laissés en guenilles dans la froide mansarde. —

Raison de plus pour tendre une main secourable au père de ce troupeau de gueux, dont la résistance a été moins forte que la bonne volonté et qui va rentrer les mains vides, dans le triste logis.

Hâtez-vous de leur donner une arme contre le désespoir et la mort, puisqu'ils sont encore disposés à porter leur fardeau.

Certes, la charité est inépuisable à Paris et il existe déjà de nombreuses associations, chargées de remédier à ces pénibles situations ; mais leurs ressources sont encore insuffisantes pour parer aux innombrables misères, qu'il est urgent d'atténuer. Et puis, on ne doit jamais s'arrêter dans la voie du bien, tant qu'il reste quelque chose à faire.

— Le projet que je signale a de quoi tenter quelques-unes de ces âmes supérieures, qui, dans la haute bourgeoisie, comme dans la noblesse, cachent leurs bienfaits avec une délicate pudeur. Il existe là des saints et des saintes inconnus, véritables trésoriers de Dieu sur la terre, secourant les malades, soutenant les œuvres méritoires, avec une abnégation sans égale. Rien ne saurait lasser leur foi, atténuer leurs espérances ou décourager leur charité.

Inclinons-nous devant ces cœurs d'élite, qui, n'ayant jamais connu un besoin, se prennent pourtant à songer aux déshérités, qu'ils n'ont jamais vus et se sentent attirés par leur infortune même, cette infortune qu'ils n'ont pas à redouter, qui ne les attend pas.

C'est à ces nobles créatures plus près du ciel que de la terre où nous rampons, que je laisserai le soin d'organiser un programme et de toucher au but, que je ne puis que signaler à leur attention, après avoir posé quelques jalons : On peut en effet trouver des bases dans ce qui se passe dans divers orphelinats, dans la maison des jeunes repenties volontaires, qui est installée à Clichy, hors des fortifications, à l'entrée de la rue de Landy, dans un ancien pavillon de chasse de Louis XIV : Ses pensionnaires travaillent d'ordinaire à la couture ; on paie tant par pièce ; il y a aussi un atelier de brodeuses.

Dans les longues galeries claustrales des jeunes aveugles, il y a des ateliers de tourneurs en bois, de faiseurs de filets, de tisseurs de paille ; on y fabrique des brosses variées de forme et d'usage, etc.

A la petite Roquette, les plus jeunes détenus effilochent de la vieille grosse toile ; à l'orphelinat d'Auteuil, il y a des tailleurs, des cordonniers, des imprimeurs.

Il sera facile d'avoir des renseignements précis dans les établissements suivants :

1° L'œuvre de l'hospitalité et du travail des femmes, 39, rue d'Auteuil, où les assistées peuvent rester trois mois, de façon à avoir le temps de réunir un petit pécule qui les aide à sortir d'embarras.

2° L'œuvre du refuge de Sainte-Anne, à Châtillon-sous-Bagneux, rue de Paris, n° 17.

3° L'orphelinat spécial pour les garçons, 37, rue des Carrières, et avenue de la République, 84, à Vincennes.

4° L'abeille travailleuse, œuvre des layettes, 2, rue Affre.

5° L'ouvroir et l'asile combinés des petites filles abandonnées, 4, avenue Flachat, à Asnières.

6° L'œuvre de Marie-Auxiliatrice, 17, rue de la Tour-d'Auvergne, et rue de Maubeuge, 25, où on reçoit les institutrices et les jeunes ouvrières.

7° L'assistance par le travail, 34, rue du Colysée : Vêtements pour les pauvres à un prix peu élevé et travail pour les ouvrières indigentes.

. . . .

Je pourrais encore citer d'autres maisons ; mais cette énumération suffira, je pense, pour édifier les personnes auxquelles je faisais tout à l'heure appel et qui ont le pouvoir de consoler : avec la religion de la souffrance, elles ont des raisons de vivre et d'agir !

Le lit à deux.

(PROBLÈME HYGIÉNIQUE)

Je ne veux pas rouvrir le débat soulevé jadis par feu Honoré de Balzac, à propos du grave problème de la cohabitation des époux.

Je diffère pourtant de manière de voir avec le célèbre écrivain, qui voudra bien me le pardonner, j'en ai le ferme espoir, du haut de sa retraite dernière... si les demeures éternelles sont en haut, ce qu'on ne sait pas d'une façon certaine.

Si donc j'avais une opinion à formuler, m'inspirant du dicton populaire qui veut que chaque âge ait ses plaisirs, ce serait pour qu'on regardât le même ciel de lit dans les premières années du mariage, période de gloutonnerie et de prodigalités.

En second lieu, j'opinerais pour que chaque ménage eût des matelas distincts, durant la maturité, de façon à rendre les tentations moins fréquentes. On commence à avoir besoin d'un régime tempéré, de ménagements ; l'ambition, passion nouvelle, fille quelquefois de la lassitude, fait déserter le pays du Tendre. Un mari prudent commence à se rationner ; il renonce peu à peu à l'amour, avant que l'amour n'ait renoncé à lui.

Enfin, la séparation complète me semble normale, au moins après la cinquantaine, lorsque la méchanceté implacable du temps nous neutralise, lorsque Cupidon, défaillant et cacochyme, se met à ressembler aux emphatiques enfants des bords de la Garonne, qui promettent plus qu'ils ne tiennent.

Et encore cette règle générale comporte nécessairement des exceptions, ne serait-ce qu'en faveur des privilégiés qui conservent leur verdeur et des mortels enviables qui ont tiré le bon numéro à la loterie, c'est-à-dire qui ont le bonheur d'avoir rencontré une compagne d'élite, qui est le sourire de leur vie, le charme de leur foyer, le sûr confident de chaque jour. Il est tout naturel qu'on cherche à se séparer le moins possible d'une épouse dont la parole éclaire, dont l'affection console, dont la grâce repose !

Ceci dit, j'arrive au but véritable de cet article, qui est de commenter une déclaration assez étrange d'un journal anglais, *The Lancet*, laquelle a été reproduite déjà dans la *Gazette de Gynécologie* (numéro du 15 mars 1892) et critiquée avec beaucoup d'humour.

C'était, on se le rappelle, un argument en faveur des personnes qui aiment à s'isoler, par suite *d'incompatibilité nocturne électrique !* On s'est beaucoup égayé à ce sujet et on a fait de nombreuses plaisanteries, avec sous-entendus égrillards, sur ce nouveau cas de divorce, la puissance absorbante de madame épuisant les forces de monsieur.

Ce qui n'empêche pas qu'il y a une part de vérité dans cette constatation aux allures paradoxales, sinon au point de vue de l'interprétation, du moins en ce qui concerne le fond.

En se plaçant, par exemple, au point de vue de la production du calorique, comme on l'entend en physiologie, il est certain que l'équilibre existe rarement entre les deux époux. L'un d'eux, généralement le mari, brûle plus, réchauffe davantage que sa compagne, sorte de bûche économique qui conserve plus ou moins bien ce qu'on lui donne, mais qui rayonne rarement de sa propre flamme.

Monsieur a toujours chaud, est sans cesse en ébullition, tandis que madame a les extrémités gelées, a besoin de fourrures, de malsains édredons, d'un feu intense, pour lutter contre la température.

Accolez ces deux êtres et l'un d'eux s'enrichira certainement au détriment de l'autre; le parasite absorbera une partie des forces vives de son partenaire, bonne bête qui se donne sans compter, mais qui perd à la longue, à cet échange, le meilleur de sa sève, de sa vitalité, qu'il cherchera en vain à reconquérir plus tard.

Qu'on ne s'étonne pas de me voir attacher tant d'importance à la question de couchage, des habitudes, des exigences particulières à chaque individu, qui sont souvent une question de sommeil ou d'insomnie!

Dimensions spacieuses, ordre et propreté, aération, bonne dispensation de la chaleur et de la lumière, tranquillité, comment voulez-vous que ces conditions puissent être réalisées avec une petite femme coquette, qui encombrerait l'univers avec ses falbalas ?

Ah! il ne faut pas parler d'atmosphère salubre et renouvelée dans les étouffoirs malsains de la capitale et des grandes villes, où le cubage est absolument insuffisant pour subvenir d'une manière large aux besoins de la respiration.

Infortunés Parisiens, que la phtisie décime, vous vous figurez que le soleil n'a rien à voir avec vos chambres, puisque vous ne les habitez qu'une partie de la nuit : c'est une erreur. « Il faut, dit le *Dictionnaire encyclopédique,* que cet infatigable chimiste en visite tous les coins, qu'il y brûle, qu'il y oxyde, qu'il y détruise tout principe organique et s'oppose à cette génération immonde des moisissures qui cherchent l'obscurité, y répandent leur odeur fade et y dressent des embûches sourdes contre la santé. »

Non, monsieur, vous ne sauriez trouver un repos réparateur dans ce milieu malsain, encombré de meubles, rendu humide par des eaux de toilette, où votre moitié a commencé par s'énerver, avant de vous communiquer son agacement, avant de s'agiter frénétiquement et sans interruption dans une sorte de demi-sommeil, dont vous finissez par subir le contre-coup.

A ceux qui s'étonneraient de la pâleur phtisique de cette conception, de sa chétive apparence et m'accuseraient d'avoir jeté un coup de sonde ou de plume trop quintessencié dans l'inconnu, je répondrai en remontant au-

delà même du déluge (ce qui sera bientôt fait), en
faisant intervenir les premières ébauches de la vie, auxquelles s'essaya la nature, dans le monde de la végétation
et de l'animalité : Protophytes et protozoaires se sont
peu à peu différenciés, sous l'empire des causes ambiantes ; voilà ce que tous les savants admettent.

Récemment, l'un d'eux, le professeur Gautier (de
l'Institut), dans l'introduction de son *Traité de Chimie
biologique,* a déclaré « chaque fois que grâce à la nutrition,
à l'influence des milieux, à la coalescence avec les
espèces actuelles de certains principes fournis par des
organismes étrangers, on parvient à faire varier la
nature des entités chimiques qui composent un individu,
on fait du même coup varier ses formes et ses fonctions,
celles-ci n'étant que le résumé et comme l'écho lointain
des fonctions chimiques, de ses principes immédiats
intégrants. »

S'il n'est pas un être créé qui ne subisse l'influence
des viscissitudes extérieures, des *circumfusa*, comment
n'en serait-il pas de même pour le merveilleux appareil
de l'organisme humain, effrayant de complexité, qu'un
rien fait vibrer ?

Je ne m'étonne que d'une chose, c'est que cette
machine si frêle, avec sa dualité psychique et physique,
lancée à toute vapeur dans le tourbillon humain, puisse
résister aussi longtemps aux secousses quodidiennes, au
choc des passions, à l'entre-croisement des intérêts, au
conflit des ambitions, en un mot au surmenage par

l'excès du travail, par l'abus des plaisirs, par la
violence et la multiplicité des sensations.

Les ménages, comme les individus qui vivent de la
même vie, qui partagent les mêmes émotions, ont les
mêmes rapports avec le monde extérieur, réagissent donc
les uns sur les autres. La meilleure preuve qu'on en puisse
donner, c'est la folie à deux et même le diabète conjugal,
qu'on fait dériver avec raison moins du même régime
que des déboires ou des chagrins subis en commun.

Ce que je viens de dire doit s'appliquer plus spécialement aux citadins et aux classes fortunées, qui ne
s'interdisent aucune licence.

On veut du neuf et, sur cette pente, on arrive
promptement au monstrueux, aux voluptés malsaines,
dont l'ivrognerie morphinique représente le plus épouvantable exemple.

Le prétendu raffinement aristocratique se traduit
ensuite par la prédominance exagérée des centres
nerveux et aboutit fatalement à l'usure prématurée et
à l'extinction de la race.

Oui, la soi-disant bonne société, sur laquelle a soufflé
un vent de folie sensuelle, avec la pléthore de jouissances
qui l'entourent, est victime de sa soif d'imprévu, de ses
caprices, de ses luxurieux instincts, de sa surexcitation
constante, que rien, du reste, ne peut satisfaire complètement. Elle y perd son équilibre et en est comme
frappée de vertige, de ce vertige mystérieux des nations
en décadence qui ont tout épuisé.

Son impuissance découragée a eu autrefois Chateaubriand pour interprète; elle se traduit de nos jours par le scepticisme desséchant , par l'affinée psychologie de la nouvelle génération et même par le dilettantisme plus souriant, par la tolérance fin de siècle de l'école Renan.

Tous ces détraqués peuvent continuer leur course échevelée à la poursuite de la chimère rêvée : ils ne tarderont pas à avoir besoin des soins du docteur Charcot; mais celui-ci n'a jamais vu errer sur les lèvres entr'ouvertes de ses clients le sourire des désirs assouvis!

L'Epilation

Personne n'ignore combien cette pratique, qui consiste à avulser tous les poils, tous les duvets importuns d'une région, a d'importance dans le traitement de certaines affections cutanées. Ce fut le véritable secret des réussites des frères Mahon dans le traitement de la teigne ; l'ablation capillaire était encore plus utile que leurs pommades. Quelques employés de l'hôpital Saint-Louis ont acquis à ce point de vue une dextérité étonnante, et ils arrivent avec une grande rapidité à rendre imberbes les êtres les plus moustachus et à dénuder les crânes les mieux couverts. Les jeunes gens qui ont subi cette opération et qui ont la tête complètement dépouillée, lisse et vernissée comme celle d'un Don Juan sur le retour, présentent un aspect fort singulier, qui tranche étrangement avec l'éclat de leurs yeux et la fraîcheur de leur teint. Je me rappelle ma stupéfaction, la première fois que je vis un gamin de quinze ans ôter brusquement sa perruque et nous exhiber un genou vénérable, vierge de toute production pilaire.

C'est surtout dans la teigne, dans certaines pelades, dans diverses affections parasitaires de la barbe et des moustaches, que l'épilation se pratique. Sans être bien douloureuse, elle est parfois assez pénible et s'accompagne d'une réaction inflammatoire assez vive, pour obliger les garçons des services hospitaliers à espacer les séances et à n'agir le même jour que sur un territoire restreint, sur une portion des surfaces malades.

Comme la nature humaine répugne à la douleur, on a peine à comprendre que, dans un but de coquetterie des hommes distingués et de grand rang aient eu jadis la bizarre idée de se faire enlever de *partout* les végéta-tions extérieures, que l'on considère pourtant comme l'indice d'une virilité puissante. Clément Marot, dans une de ses poésies, raille les barbiers, réduits au rôle d'épileurs, qui s'en vont.

> .... Besogner chaudement
> En quelque estuve, et là gaillardement
> Tondre maujoinct et raser priapus.

La *Chambrière à tout faire* (ancienne poésie française, t. 1, p. 103), est prête à rendre le même service aux dames plus réservées : « Je suis, dit-elle,

> Fort bonne barbière d'estuves
> Pour raser et tondre le cas.

Ailleurs, il est question de Pierrette et d'Alizon, « auxquelles on faucha leur prez. »

Parmi les recherches de la coquetterie à cette époque, il faut mentionner la coutume de s'épiler les sourcils, de manière à ne conserver au-dessus des yeux qu'une ligne à peine visible (V. d'Embry, *Description de l'Isle des*

Hermaphrodites, p. 10, et Gabriel de Minut, *De la Beauté*, p. 145).

D'après le volume d'Alfred Franklin, *La vie privée d'autrefois*, auquel j'emprunte la plupart de ces renseignements, en 1766, quand le duc d'Orléans épousa Mme de Montesson, l'époux reçut la chemise, le soir des noces, avec le cérémonial usité à la cour. Le marquis de Valençay la présenta et le prince, se dépouillant de celle qu'il portait, offrit à tous les assistants le spectacle d'une épilation *complète* : « Les princes et les grands, écrit Soularie dans les *Mémoires du règne de Louis XVI*, t. II, p. 99, ne consommaient des mariages ou ne recevaient les premières faveurs d'une maîtresse qu'après cette opération préalable. » L'explication de cette mode a été donnée par un vieil auteur, Louis Guyon, qui soutient que « la face découverte de poils appartient à un animal raisonnable, politic, familier et sociable, à cause de quoy nature n'a voulu couvrir les éminences qui sont à chacun costé des yeux, ny le nez, ny autres parties de la face ; autrement, l'homme ressembleroit une beste sauvage et approcheroit de la semblance des bestes brutes. Il ne cognoistroit quand il seroit joyeux n'y fasché. »

Pour expliquer comment la généralité des femmes est imberbe (il n'est pas question des belles-mères revêches et couperosées, qui abusent de tout, même du port de la moustache), le même auteur a trouvé une explication bien simple. « C'est que la matière de la barbe leur monte à la teste et leur cause de plus grands cheveux qu'aux hommes; et de vray, la chevelure est bienséante aux femmes, » ajoute-t-il.

Depuis Louis XIII, aucun roi de France ne garda sa barbe. Louis XIV porta d'abord un semblant de moustache, un trait léger sur la lèvre supérieure. Il le fit disparaître en 1680, et tout bon courtisan s'empressa de l'imiter. En revanche, la perruque, qui avait été inaugurée par Louis XIII, lequel avait vu tomber à trente ans sa chevelure naturelle, atteignit son apogée sous le roi-soleil. Il avait trente-cinq ans lorsqu'il se soumit à cette mode, que son opulente crinière lui donnait le droit de mépriser, tout en pouvant laisser croire qu'il descendait de la race mérovingienne.

Le Journal de la santé de Louis XIV (p. 261, 304, etc.), raconte qu'il changeait de perruque plusieurs fois par jour, qu'il n'était rasé que tous les deux jours. On rasait aussi souvent sa tête, car, même après qu'il eut passé soixante-dix ans, « ses cheveux triomphants s'obstinaient à repousser ».

L'Histoire du costume, de Quicherat, contient de nombreux détails sur les variations de la coiffure et de la barbe. Inutile d'ajouter que les belles et honnestes dames de tous les temps jouèrent un rôle important dans tous ces changements. Evidemment l'usage des faux cheveux doit être aussi ancien que la coquetterie féminine. et c'est remonter bien haut : « A l'époque romaine, les femmes portaient des nattes postiches. Le commerce des cheveux

était en pleine activité, et on allait en chercher des
cargaisons sur la rive droite du Rhin. Cependant, les
pères de l'Église d'abord, puis les prédicateurs du moyen-
âge, apostrophèrent très durement les femmes qui met-
taient des chevelures d'emprunt, des cheveux de mortes,
disaient-ils, et, ce qui est bien pis, des cheveux de personnes peut-être impures, peut-être criminelles, peut-être
condamnées aux peines de l'enfer. »

Au xii⁰ siècle, les grandes dames portaient leurs cheveux partagés au milieu de leur tête et descendant par
devant en deux longues tresses nattées et galonnées. Au
siècle suivant, les nattes ont disparu. Les femmes mariées
les ont remplacées par un volumineux chignon, attaché
derrière le crâne ; les jeunes filles laissent pendre leurs
cheveux sur le dos, mode qui demeura très longtemps, en
France, le signe de la virginité, comme en témoignent les
anciennes représentations de la Vierge. Sous Henri III et
Henri IV, toutes les femmes s'affublaient de chignons. La
coiffure dite à la Marie-Stuart, qui découvre les fronts, et
la coiffure à la Sévigné, qui est composée d'une multitude
de boucles échelonnées sur les joues, ont encore quelques
rares partisans.

Mais, c'est assez parler du passé; il est vrai que le
présent n'est guère attrayant ; le cheveu s'en va, comme
le reste, comme la plastique, comme la vigueur de notre
race. Pas mal de névrosées modernes, qui portent de superbes perruques couleur d'avoine mûre, ou d'un jaune
rutilant de vieux cognac, pourraient répondre comme

Siraudin à un de ses amis, qui prétendait être moins chauve que lui : « Nous pouvons le savoir facilement, lui dit-il ; il n'y a qu'à compter. »

Les médecins qui exercent dans la capitale ne sauraient guère avoir d'illusions sur les avantages de leurs clientes, qui leur appartiennent si rarement en propre. Que d'artifices, que de mensonges chez ces charmantes poupées, façonnées tout exprès par le diable pour la damnation des grands enfants.

Ah ! les choses ont bien changé depuis l'époque lointaine où le père Adam trouva à ses côtés, en se réveillant, un type de perfection accomplie, aux hanches voluptueuses, à la gorge marmoréenne, aux longs cheveux flottants, aux lèvres vermeilles, etc.

En voyant tous ces trésors plus ravissants les uns que les autres, tout ce qui se fait de mieux dans le genre (ne vous attendez pas à une description aphrodisiaque), il lui sembla qu'un voile se déchirait devant ses yeux, racontent les poètes, qui sont censés y avoir assisté ; ils ajoutent que la face de la terre fut renouvelée et que la nature entière se précipita dans un embrassement universel.

Tout cela est bien joli ; mais je suppose que les mondes n'auraient pas suspendu leur marche, comme on nous le raconte, si on ne leur avait montré que le torse futé et linéaire, sans accidents de terrain, de nos contemporaines.

Laissons-les donc se parer et rechercher des atours pour réparer ce qui est réparable, pour nous donner le change ; cela vaudra mieux que de faire chorus avec les maris qui regrettent de ne pouvoir les vêtir avec une feuille de figuier, selon la recette biblique, ou comme les peintres classiques, avec un bout de draperie qui flotte ou une fumée qui s'envole !

La Frigidité génésique chez la femme

A mesure qu'on avance en âge, on devient le confident de bien des misères physiques et morales. La facilité de certains aveux aurait même lieu de nous surprendre, si nous n'avions pas souvent à remplir simultanément les fonctions de médecin du corps et de l'âme.

On s'habitue à cela comme les employés des pompes funèbres à la douleur des familles.

Les femmes en particulier, à qui on a fait, à tort ou à raison, la réputation d'être fort bavardes, de ne savoir rien cacher que leur âge, en arrivent facilement à dévoiler leurs secrets les plus intimes, à montrer les replis les plus ténébreux de leur cœur. Elles posent devant le public, elles se guindent, pour ressembler à un certain idéal de grâce délicate et de chasteté sentimentale; mais, pour se reposer, pour être à leur aise, comme un guerrier qui quitte son armure, elles aiment à causer, à se familiariser, à avoir un confident impassible, devant qui elles puissent laisser voir, sans se gêner, leur laideurs, leurs aspirations, leurs désenchantements, leurs infirmités et même leur bêtise.

« Nous mériterions parfois, comme les vieilles servantes fidèles de curés ou les sauveteurs de navires en péril, l'un des prix que distribue si bien M. Doucet. Vous ne vous imaginez pas tout ce qui nous passe par les mains d'infirmités physiques et de détresses morales, souvent en une seule journée, et combien il faut radouber d'âmes meurtries, de malades chimériques, tailler dans le vif et rendre des forces, de la raison aux innombrables blessés que la folie, le suicide, guettent comme de sinistres oiseaux de proie.

Nous recevons plus de confessions, plus d'aveux lamentables qu'un prêtre de paroisse élégante. D'un mot, d'un regard imprudent, nous pourrions déshonorer des familles que chacun respecte et salue, démolir les ménages les plus unis, clouer, comme à une croix d'infamie, des femmes, des mères, des filles, dont nul au monde n'oserait soupçonner l'impeccabilité, des hommes en apparence austères et qui semblent avoir hérité de la sagesse antique.

Et ces secrets que nous scellons en notre mémoire, comme en un coffret de fer dont on jette la clef en quelque gouffre insondable, ces défaillances, ces misères, ces turpitudes malpropres que nous heurtons, que nous pansons, que nous essayons de disséquer, m'ont donné le pessimisme le plus entêté, le plus noir, m'ont dégoûté pour le reste de mes jours, de notre humanité si inférieure, si brutale, si bête, si vicieuse, de l'amour, surtout, qui est la cause de toutes les déchéances, de toutes les douleurs, plus encore que de toutes les joies. »

(Le bon docteur).

Par destination, le médecin est tout particulièrement bien placé pour entendre et voir ce qui ne doit être ni vu ni entendu. C'est un privilège qui n'est pas toujours enviable, et au sujet duquel il faut généralement dépenser beaucoup de tact et de patience ; mais enfin il permet de faire un peu de bien, de remédier à bien des faiblesses humaines, sans en être éclaboussé.

Je n'étonnerai donc aucun de mes lecteurs, qui doivent être plus ou moins fixés là-dessus, en disant que, s'il y a des femmes passionnées, en revanche, il en est pas mal d'autres, sortes de débitrices insolvables, de succubes insaisissables qui, au lieu de l'expansion rêvée, persistent dans une froideur rebutante. Elles ne sont pas illuminables ; elles ne s'animent pas, restent nonchalantes. Leur sensibilité indécise semble figée ; leur tendresse est fuyante, immatérielle. Elles en sont réduites à rester passives, ou plutôt à être menteuses, à jouer la comédie, comme l'une de nos grandes tragédiennes, qui, d'après d'indiscrètes confidences, a toujours conservé son sang-froid et sa placidité, malgré les hôtes innombrables qui ont traversé son boudoir hospitalier.

J'a soigné, l'été dernier, une dame qui, comme un arbre dont la sève est prématurément tarie, a cessé d'être réglée à vingt-huit ans, et qui n'a jamais rempli ses devoirs conjugaux qu'avec une certaine résignation mélancolique, comme une corvée ne comportant aucune récompense attrayante, aucune satisfaction complète.

Une deuxième, autre coffre-fort également incombustible, — et quel coffre splendide, — n'est devenue incandescente que trois ans après son mariage, pour se transformer de nouveau en bûche économique, sans calorique, dix ans après, vers trente-cinq ans, au moment de la plénitude des sensations chez les autres femmes. Elle n'a pas eu d'enfant, quoique bien conformée, et on peut se demander si cette inaptitude à s'émouvoir n'a pas empêché sa ceinture de s'élargir. Mais puisqu'elle a fini par prendre, comme les allumettes de la régie, m'objectera-t-on?... J'entends bien; mais comme on ne nous initie pas à tous les mystères des alcôves, je suppose que, comme lesdites allumettes, prises pour terme de comparaison, ma cliente a dû donner plus de fumée que de feu!

Une troisième, pourtant pâte docile et serve, désireuse de courber le front et d'adorer, est âgée de vingt-six ans et s'est mariée à vingt ans. Elle a attendu en vain jusqu'à ce jour un bébé, ce qui la désole et la pousse à raconter simplement, sans arrière-pensée, que ses relations avec son mari, qu'elle aime pourtant beaucoup, lui ont apporté plus d'absinthe que de miel. — Elle ne les subit qu'avec une vague lassitude et une certaine sensation de sacrifice.

Elle est timide et douce, de nature très droite,

appartenant évidemment à la famille des *bonnes pâtes*, des *bêtes du bon Dieu*, et souhaite ardemment de devenir mère. Elle ne demanderait donc pas mieux que d'être entraînée, mais elle ne parvient pas à se laisser conquérir, à connaître les élans de l'être entier vers un autre être. — Elle se sent humiliée de cette paresse de ses sens et voudrait dissiper les déceptions de son seigneur et maître, qui se plaint de ne tenir qu'une ombre dans ses bras et déplore sa solitude dans l'ivresse :
— Peut-être est-ce lui qui est inhabile à animer Galathée !

Ce serait au moins l'avis d'Henri Chabrillat, qui a écrit fort spirituellement :

« Il n'y a pas de femme froide.

Il n'y a que des hommes maladroits, pressés ou insouciants.

Un Ruggieri adroit, qui a du temps à perdre et l'amour de son art, parvient toujours à tirer son feu d'artifice, pour peu qu'il s'en donne consciencieusement la peine.

Une fusée qui rate n'empêche pas le bouquet d'être brillant. »

Inutile de multipler les exemples; le fait n'est que trop connu, et il n'y a lieu d'en parler que pour chercher le remède à cette infirmité contre nature. Au moment où on se plaint partout que la natalité ne cesse de baisser en France, il est opportun de s'intéresser aux épouses qui souhaitent ardemment de donner des citoyens au pays. Leur nombre est extraordinairement élevé, et, en le diminuant, on dissipera bien des tristesses, tout en faisant acte de bon patriotisme.

C'est évidemment l'affaire des gynécologistes, et je ne prétends pas empiéter sur leurs attributions ; mais, en pareille matière, tout médecin peut être appelé à donner un bon conseil, ne serait-ce que pour écarter le calice dont s'abreuvent les ménages qui ont épousé le malheur, pour empêcher les femmes stériles de s'abîmer dans leur détresse et de réclamer trop tard l'intervention médicale qui pourrait les sauver. Je suis en effet convaincu que les débuts du mariage ont des conséquences désastreuses pour bien des jeunes femmes, et qu'il serait possible d'y remédier en s'y prenant de bonne heure.

On l'a dit avant moi et sur tous les tons : Une jeune fille élevée dans le rêve des tendresses futures et dans l'attente d'un mystère inquiétant, doit demeurer bouleversée, quand la révélation du mariage lui est faite par un rustre.

Or, qui pourrait supputer ce qu'il y a de rustres par le monde, de mâles farouches, faunes en délire, mis hors d'eux-mêmes par l'abstinence des fiançailles ? — Ils se précipitent sur leur proie comme le dogue affamé sur l'os qu'on lui donne à ronger, et leur victime, souvent frêle et mariée trop tôt, qui avait besoin d'initiations graduées, qui aurait voulu s'habituer peu à peu, bâtir du bonheur brin à brin, expiera par des traumatismes excessifs et des souffrances de toute sa vie ces spasmes dévergondés et ces violences frénétiques.

Comment ne serait-elle pas brisée par ce triste réveil?
— Quel désarroi!

On ne peut songer qu'avec pitié au troupeau pathologique, que l'homme, berger impitoyable, chasse devant
lui. Chez les riches, les yeux peuvent sourire; mais,
derrière ce masque, veille, lancinante et muette, la
douleur.

Quand aux pauvresses, qui ne mentent pas, celles-là,
filles des champs qui expient dans les hôpitaux spéciaux
leur crédulité d'un jour, femmes du peuple qui ne
déguisent pas leurs souffrances dans les gazes et les
dentelles, leurs traits tirés, jaunis avant l'âge, disent
assez haut qu'elles ont la même blessure faite par
l'homme...., qu'elles ne maudissent pas cependant.

Je n'ai abordé qu'un des côtés de la question de la
stérilité; bien d'autres éléments entrent en ligne de
compte et je ne m'en occuperai pas aujourd'hui; mais
enfin le vaginisme, les vulvites et les métrites du début
ne sont pas étrangères aux déconvenues de certains
maris, justement punis par où ils ont péché.

. . . .

. . . .

Comme corollaire à ce qui précède, qu'il me soit
permis, après tant d'autres, de m'extasier une fois de
plus sur les étonnants mystères de la génération, sur
les myriades de germes nécessaires pour aboutir à la
reproduction. Que de sacrifices inutiles, que de gaspillage,

avant que le but des gestations futures soit atteint. Pour en donner une idée, je n'ai qu'à rappeler les chiffres de numération du Dr Guelliot :

Chez un adulte bien portant, dont le dernier coït remontait à seize heures, il a trouvé 100 spermatozoïdes par millimètre carré.

Le sperme ne formant que la onzième partie du mélange, il faut multiplier ce chiffre par 11 = 1100.

Le carré ayant 1/5 de millimètre cube, il y a 125 cubes de cette dimension dans un milimètre ; donc le nombre de spermatozoïdes est, par milimètre cube, de :

$$1100 \times 125 = 137,500$$

Des recherches antérieures lui ayant appris que le volume d'une éjaculation est en moyenne de 3 centimètres cubes, il en résulte que dans ce cas particulier, le nombre total de spermatozoïdes était de :

$$137,500 \times 3,000 = 412,500,000.$$

Et cependant, de tout ce peuple serpentin d'infiniment petits, il suffit d'un seul élu, d'un rien imperceptible, pour que le huis-clos matricial, récéleur d'humanités, tressaille à se sentir violé. — Quelle responsabilité pèse sur ce spermatozoïde : « Ce qu'il porte, écrivait récemment Maurice de Fleury, c'est l'ananké, c'est le fatum, c'est le péché originel, c'est l'atavisme et c'est l'hérédité, tout ce qui est irrémédiable, tout ce qui soufflette et dénie notre liberté d'âme, la malédiction d'une race, l'impossibilité d'être bon.

» Par lui, cette molécule, tu assassineras, enfant,

parce que ton père est un ivrogne ; toi tu auras, fillette, un signe noir sous le sein gauche, parce que l'aïeule l'avait ; vous maigrirez de la phtisie, petits, et vous cracherez vos poumons, parce qu'un grand-père a fait la noce ; et tu feras de beaux livres tristes, jeune homme, parce que ton grand-oncle était un aventurier ; ou tu seras trois fois infâme, en mémoire d'un certain ancêtre, après dix générations !

» Oui, ce globule fécond, ce sera, dans trente ans, toute la machine achevée, formidable de complexité, un tout d'inépuisables merveilles.... Ça aura des amours aussi, des rêveries et des bassesses, une logique !

» Ce germe, à son tour, fera des germes et multipliera. Puis quand il aura fait, tout au long d'une vie, dans l'amertume et la douleur, sa besogne fatale, il lui faudra rentrer aux origines, se remêler à tout le reste, pour resurgir infatigablement dans l'une quelconque des manifestations de la vie ! »

. . . .

Voilà, certes, une belle page consacrée à la cellule où le monde est latent, à la cellule pleine d'avenir et gorgée d'espoirs humains.

Je croirais la déflorer par des commentaires et je laisse mes lecteurs sous l'impression de rêverie effarée qu'elle a dû provoquer en leur cerveau !

Place aux Enfants !

De grands perfectionnements ont été réalisés dans les
constructions modernes. On peut reprocher à nos logis
d'être exigus, de trop sacrifier à l'apparat ; mais l'air et
la lumière y pénètrent généralement plus qu'autrefois.
On a enfin compris que les Parisiens, anémiés, névropa-
thiques, décimés par la phtisie, plus redoutable que la
dynamite, avaient un pressant besoin de vivre dans une
atmosphère salubre, aussi salubre du moins que peut le
permettre l'agglomération excessive de notre capitale. —
On a donc créé de larges ouvertures, de grandes baies
vitrées, pour laisser arriver le soleil, jusqu'aux moindres
recoins de nos demeures.

C'est une amélioration manifeste, que les narines de
chacun peuvent apprécier, lorsqu'en quittant les larges
avenues, on pénètre dans certaines rues tortueuses et
humides, dans certains perchoirs vermoulus, dont la
sénilité suinte à travers les ais disjoints et craquelés.

Les artistes trouvent pittoresques et pleines d'imprévu ces vieilles bicoques ; mais elles sont mal éclairées

et on ne parvient ni à meubler, ni à chauffer leurs vastes pièces. — L'hygiéniste, chasseur impitoyable des microbes pathogènes, a bien raison de redouter l'indéfinissable odeur de champignons et d'humanité, qui est l'arome caractéristique de ces logis antiques.

S'en rapportant à un conseil plein de résignation, il veut bien se contenter au point de vue philosophique d'admirer ce que Dieu nous montre, pour n'avoir pas à chercher ensuite ce qu'il nous cache ; mais il ne saurait en faire de même, dans la question qui nous occupe, puisqu'il est admis là où le public ne pénètre pas. — C'est parce qu'il connaît les moindres détours du sérail que le *delenda est* vient sur ses lèvres, avec la conviction d'un arrêt fortement motivé et sans appel.

Il y a des appartements sympathiques ou antipathiques, qui attirent, retiennent ou repoussent, comme les êtres qui les habitent ; il y en a qui échauffent ou glacent l'esprit, font parler ou se taire ; mais ceux que je dénonce donnent à chaque visiteur une envie irraisonnée de partir et non de rester.

Je suis donc pour le présent contre le passé, pour le progrès fin de siècle, qui, malgré des inconvénients que je n'ignore pas, représente cependant un pas en avant. C'est pour y aider, au risque de remplir le rôle de mouche du coche, que je me suis décidé à signaler aux architectes la part vraiment trop mesquine qui est faite aux nourrissons dans leurs prétendues bonbonnières, certainement fort coquettes à l'œil, mais dont l'intérieur n'est pas toujours en rapport avec la façade.

Même dans les quartiers riches, dans les beaux appartements, la chambre dite des enfants est reléguée à l'écart ; c'est la pièce sacrifiée. On dirait vraiment qu'il s'agit d'une quantité négligeable, et on ne se met nullement en frais pour ménager aux bébés un cube d'air respirable, en rapport avec les nécessités de leur développement.

Je reconnais que le ou les salons, la salle à manger, sont superbes ; partout où le public peut être reçu, on ne néglige rien pour donner aux étrangers une idée supérieure de l'esprit organisateur et du bon goût des maîtres de céans.

Et pendant que Madame parade et fait la roue, pour surexciter les basses jalousies ambiantes, les mioches sont relégués n'importe où, sur la cour, dont les émanations sont généralement suspectes, poussiéreuses, dans un milieu encombré de linges qui sèchent et que la bonne lumière solaire parvient à peine à toucher.

— Je sais bien qu'on fait sortir le prince héritier chaque jour ; c'est un habitué du square voisin, où on n'entend que des rires, où on ne voit que des visages épanouis; mais si sa chambre n'est pas saine, il perdra au retour, ou bien les jours de mauvais temps, lorsque la pluie et le froid le retiennent prisonnier, le bénéfice obtenu par ses pérégrinations habituelles.

— Il y a évidemment quelque chose à faire en

faveur de la *nurserie* parisienne ; les mères les plus
coquettes s'y prêteront, lorsqu'on leur aura fait comprendre que tout n'est pas pour le mieux dans le
meilleur des mondes. — Les Parisiennes ne font plus
d'enfants, et en feront de moins en moins, j'en suis
convaincu ; mais celles qui en ont par surprise, et dans
l'abandon des premières ivresses matrimoniales, tiennent
à les conserver et seraient absolument désolées de les
perdre.

— Nous devons les y aider, dans l'intérêt de notre
nationalité, puisque la dépopulation de la France continue
à suivre une proportion descendante. — On y remédiera
dans la mesure du possible en |veillant avec sollicitude
sur la santé des garçons et des fillettes (promesse d'un
homme, ou menace d'une femme, selon le mot de Dumas),
que les restrictions volontaires laissent venir sur notre
planète morose. Sauvons-en le plus possible ; que notre
pitié s'étende aux plus malingres, aux plus déshérités,
de façon à avoir au moins la quantité, à défaut de la
qualité.

C'est évidemment en parvenant à diminuer la mortalité
enfantine que nous arriverons à ne pas trop déchoir, et
à reconquérir notre ancienne suprématie, malgré les
sinistres évènements, qui, comme le dit Pierre Loti,
ont mis partout du chaos, de la détresse et de la nuit !

« Dans notre pays, écrivait dernièrement un journaliste, — dans notre pays, qui, depuis 1870, a tant de
soldats de moins, — un petit garçon représente un

soldat de plus. Il sera peut-être la balle décisive qui se trouve dans les plus grandes batailles. »

Et c'est pour cela que mon auteur souhaite qu'on **fasse** couler un peu moins d'encre et un peu plus de lait, que la plupart des femmes allaitent leurs enfants ; c'est pour cela qu'il s'extasie sur celles qui, au Luxembourg ou aux Tuileries, ont le radieux sans-gêne de leurs voisines, les statues de marbre, en donnant le sein à leur poupon, ce qui prouve une fois de plus la chasteté de certaines nudités.

Un enfant malingre, qui a tant besoin de *circumfusa* irréprochables, ne saurait se développer dans de bonnes conditions dans la plupart des chambrettes parisiennes, sortes de caveaux funéraires qui conviennent à la mort et non à la vie.

— C'est dans ce nid mesquin, dans ce réduit déjà insuffisant, qui parfois n'a pas de cheminée, qu'on étend les linges et que les souillures inévitables du nouveau venu, qui ne connaît pas encore les usages du monde, doivent s'évaporer. Comment voulez-vous que l'infortuné puisse trouver de l'air respirable dans ce milieu délétère et qu'il parvienne à reposer d'un sommeil réparateur ? — Il proteste à sa façon, bien entendu, par son agitation et par ses cris et ceux-ci ne cessent que lorsqu'il est dehors, ce qui devrait être une leçon pour les parents. — Ils se demandent avec anxiété ce que ce jeune citoyen peut avoir pour troubler le voisinage de ses miaulements.

— Ils ne comprennent pas que l'innocente victime, guidée

par l'instinct de la conservation, demande, dans son langage, de l'espace, du jour, des rayons lumineux. — C'est à vous, messieurs les architectes, de satisfaire ses humides doléances qui sont plus dignes d'intérêt que la propagande par le fait. — Généralisez vos vitrages ; prenez un peu de place sur la part qui est faite à la pose, à l'ostentation, et l'équilibre désiré sera bien près d'être réalisé. — Vous pouvez beaucoup pour faire aboutir la réforme, que je ne puis qu'indiquer à grands traits. — Lorsque vous en aurez tenu compte, nous fermerons plus facilement les yeux sur d'autres imperfections ou plutôt non, nous vous demanderons encore de nouveaux efforts, et, comme vous êtes des pionniers d'avant-garde et d'initiative, je suis convaincu d'avance que vous marcherez avec nous, heureux de nous seconder dans notre tâche humanitaire, pour empêcher ce nouveau massacre des innocents.

On a dit d'une façon quelque peu désespérante que la Société, comme l'Océan, conservera toujours son immense amertume. J'estime cependant qu'il est plus facile d'adoucir les mœurs, de remédier à la misère physiologique comme à la misère sociale, que de parvenir à édulcorer la mer. — Je pense surtout que le problème que je viens de poser n'est pas insoluble et qu'il sera possible, à l'avenir, avec un peu de bon vouloir, d'être moins parcimonieux d'air et de lumière en faveur des jeunes générations, qui représentent en fin de compte les espérances de notre chère patrie !

Les médecins au Louvre.

Chaque printemps, à l'exposition des Beaux-Arts, au palais de l'industrie, nous avons l'occasion d'admirer (!) les portraits d'un grand nombre de nos confrères. J'ai même entendu récemment un assez joli mot, au sujet d'un spécialiste bien connu, qui, au dernier salon, était représenté trois fois, sous les espèces du marbre, du bronze et de la peinture, — modeste hommage sans doute de clients reconnaissants : — Est-ce sa femme, demanda quelqu'un, fort au courant de l'intimité plus que restreinte du ménage, qui sollicite cette débauche de reproductions?

Oh! non, reprit finement son interlocuteur, si elle avait le choix, elle le ferait plutôt mettre... en terre !

Nous sommes véritablement débordés par la vanité de tous les parvenus, qui, à un titre quelconque, se croient obligés de transmettre leur facies à la postérité. Depuis quelques années surtout, le quart peut-être des tableaux est consacré à faire revivre la laideur et les prétentions d'une foule d'épiciers ou de marchandes à la toilette. On dirait qu'ils tiennent à prouver que nous descendons réellement du singe.

Les médecins ont sacrifié comme les autres à cette mode prétentieuse et cela m'a donné l'idée de tenter une sorte d'opposition, de rechercher combien de leurs aînés avaient trouvé une place au musée du Louvre. Leur nombre est infiniment petit et, à moins d'oubli de ma part, je n'ai pu relever que les œuvres suivantes :

Dans le tableau de *Vénus versant le dictame sur la blessure d'Enée*, de Romanelli (n° 355 du catalogue des écoles d'Italie), Enée est assis, appuyé sur sa lance et secouru par le médecin Japis, agenouillé devant lui. — Vénus, une bien agréable infirmière, reçoit de deux amours le dictame qu'elle va répandre sur la blessure de son fils.

Le même sujet a été traité par Perrin (n° 407) : le médecin Japis reçoit de Vénus même le dictame destiné à panser les plaies du guerrier.

.   .   .   .

Tout le monde connaît le tableau de *La Femme hydropique*, de l'école hollandaise (n° 121) : Dans une vaste salle cintrée, que laisse apercevoir un grand rideau de tapisserie soulevé, une femme âgée, les yeux levés vers le ciel, est assise dans un fauteuil, devant une large fenêtre. Sa fille, en larmes, est à ses genoux et lui tient la main, tandis qu'une servante offre à la malade une cuillerée de potion. Le médecin, debout, considère avec attention le contenu d'une fiole, qu'il expose au jour.

.   .   .   .

Le n° 128, du même auteur, Dov ou Dou Gérard, de

Leyde, représente un médecin occupé à arracher une dent à un paysan, assis dans un fauteuil. Sur le devant, à terre, un panier avec des œufs, les honoraires sans doute, un chapeau de paille et un bâton.

. . . .

C'est également un médecin que *Metsu* a voulu représenter dans *le Chimiste* (n° 295). Assis derrièreune fenêtre, il tient sur ses genoux un livre ouvert. Sur l'appui de cette fenêtre sont posés une écritoire, un mortier de bronze et un pot de faïence. — Une affiche encadrée où l'on voit un homme montrant une fiole, est suspendue à gauche en dehors de la fenêtre, dont la partie supérieure est garnie de lierre. — Rien n'y manque, pas même la petite réclame, destinée à allécher le passant. C'était simple et primitif. Il est vrai qu'à cette époque, on n'avait pas à sa disposition la presse scientifique et politique, pour faire savoir *urbi* et *orbi*, qu'on avait découvert de nouveaux microbes et le moyen de les terrasser.

. . . .

Dans les *œuvres de miséricorde* de David Teniers, le jeune (n° 513), au nombre de sept, en dehors d'une foule d'autres personnages, vieillard distribuant du pain à des indigents, villageois invitant deux pèlerins à entrer dans sa maison..., on voit dans une chambre, par deux fenêtres ouvertes, un malade soigné par un médecin et une autre personne.

. . . .

Dans le *Radeau de la Méduse*, de Géricault (n° 242), M. Corréard, le bras étendu, indique au chirurgien Savigny, adossé debout au mât, et aux matelots placés près de lui, le brick l'*Argus*, qui paraît à l'horizon.

. . . .

Le général en chef, Bonaparte, visitant les pestiférés de Jaffa (par le baron Gros, n° 274) est suivi des généraux Berthier et Bessières, de l'ordonnateur en chef Daure et du médecin en chef Desgenette, qui touche sans crainte les tumeurs pestilentielles d'un matelot debout, à moitié nu. — A droite, un soldat entièrement nu, soutenu par un jeune arabe, est pansé par un médecin turc agenouillé. Tout à fait au premier plan, un malade succombe sur les genoux de Masclet, jeune chirurgien français, ami intime de Gros, qui expire lui-même atteint par la contagion.

. . . .

Le même peintre a représenté Napoléon visitant le champ de bataille d'Eylau (9 fév. 1807), avant de passer la revue des troupes. — Sur la gauche, en se rapprochant du premier plan, un jeune chasseur lithuanien est soutenu par un aide, et un chirurgien panse le genou du blessé, sous la direction du chirurgien en chef Percy. D'autres chirurgiens français vont chercher les ennemis blessés, pansent leurs plaies, tandis que des aides leur apportent des vivres et des secours.

En présence de ces deux chefs-d'œuvre, où le corps médical a sa part de glorification, on est fier d'appartenir à une profession qui inspire de pareils dévouements. On peut ajouter que le corps de santé d'aujourd'hui est digne de ses anciens ; il a fait ses preuves d'une façon assez retentissante mais non moins héroïque, en 1871, et depuis, en Tunisie, au Tonkin et ailleurs.

Dans tous les immenses désastres, dont on lit encore la description avec épouvante, lord de la peste de Jaffa, lors des cruelles épidémies de 1813 et de 1814, de la fièvre jaune de Barcélone en 1821, du chloléra en 1832-1849, et jusqu'à nos jours, les annales de la médecine, comme l'histoire elle-même, ne racontent que dévouements sublimes et courages héroïques !

. . . .

Portrait de Fagon, né en 1638, mort en 1718, premier médecin du roi Louis XIV (n° 306). — Il est représenté de face, la tête nue, les cheveux en désordre et portant la robe de médecin.

II

Qu'il me soit permis, sans aucune pensée irrévérencieuse, de rapprocher des ouvrages qui précèdent ceux dont l'énumération va suivre, et qui, malgré leur côté religieux, ont quelques rapports soit avec l'exercice de notre profession, soit avec l'idéal philanthropique, qui en constitue le point de départ. — Plusieurs de ces repro-

·ductions pourraient trouver et ont trouvé place dans divers cabinets de consultations, ou dans les salles de garde.

Ce sont :

1° *Le Bon Samaritain* de Van Everdingen (n° 160). Il tire d'un coffre une fiole, et, aidé de son serviteur, s'apprête à panser les plaies du voyageur blessé, étendu à terre et presque nu. — Évidemment, il avait des notions de thérapeutique et était habitué à soigner ses semblables puisqu'il était muni de drogues.

Nous pouvons le revendiquer comme un ancêtre.

2° J'en dirai autant du *Samaritain* de Rembrandt (n° 405), qui non seulement a fait transporter le voyageur blessé dans une hôtellerie, mais qui, une bourse à la main, sur les marches du perron, le recommande à l'hôtesse que l'on voit sur la porte. — N'est-ce pas le cas du plus grand nombre des nôtres, qui ne se contentent pas de soigner pour rien les pauvres et les malheureux, mais leur apportent des provisions et des secours matériels de toute espèce. — Beaucoup voudraient pouvoir faire comme Bouvard qui, après avoir prescrit inutilement diverses médications à un de ses clients, qui venait de perdre sa fortune, lui fit en dernier lieu une ordonnance qui fut suivie d'une prompte guérison : c'était un bon de quarante mille francs, à prendre dans la caisse du dit Bouvard, l'équivalent de ce que le pauvre diable avait perdu.

Une pareille générosité n'est pas permise à tout le monde ; mais il n'est pas un seul de nous qui n'ait eu parfois l'occasion de regretter de ne pouvoir imiter un aussi noble exemple.

3° *Le jeune Tobie rend la vue à son père*, par Van der Heyden (n° 200). Le jeune Tobie, tenant un plat de la main gauche, touche de la droite l'œil de son père. — Quel dommage qu'on ait perdu la recette du collyre bienfaisant, qui fit une si belle cure. — Il est vrai que ça aurait été la ruine pour les oculistes !

4° *Offrande à Esculape*, par Pierre Guérin (n° 278). Un vieillard convalescent, soutenu par ses deux fils, est conduit devant l'autel d'Esculape ; sa fille, à genoux devant lui, contemple le serpent qui se dresse au-dessus des fruits déposés sur l'autel.

5° *Le Serpent d'airain*, par Pierre Subleyras (n° 503). Moïse montre aux Israélites le Serpent d'airain, dont la vue doit guérir ceux que les reptiles envoyés par le Seigneur avaient mordus. Des hommes, des femmes, des enfants, debout ou couchés par terre, l'entourent et implorent leur guérison.

6° *La Charité*, d'Andréa del Sarto, charmant groupe naturel.

. . . .

Comme on le voit, les médecins n'occupent qu'une bien petite place dans nos collections nationales. Ils se sont rattrapés dans les locaux qui sont consacrés à leurs réunions, comme dans la salle des thèses de la Faculté et à l'Académie de médecine. Les bustes et les portraits sont littéralement entassés les uns sur les autres ; un certain nombre ont une réelle valeur artistique ; mais il n'est probablement pas un seul de mes lecteurs qui n'ait eu l'occasion de les voir et c'est pour cela que j'ai renoncé à en faire la longue et fastidieuse énumération.

Je me contenterai d'appliquer au plus grand nombre ce qui fut dit, jadis, du buste de Ricord, par Henri Varnier. Il était constellé de plaques et de croix, une véritable voix lactée d'étoiles de toutes grandeurs : « Heureux homme, qui peut porter sur la poitrine tant de signes honorifiques, et qui pourrait en porter bien d'autres encore, sans qu'aucun d'eux ni tous ensemble soient supérieurs à son mérite !

Plus heureux encore, si l'on songe qu'il pourrait s'en passer, sans que sa réputation en fut le moins du monde diminuée. Son nom seul rayonne plus que tout et suffit ! »

La liberté intestinale.

Dans son recueil de *Pensées*, la reine de Roumanie a écrit ceci : « Il vaut mieux avoir pour confesseur un médecin qu'un prêtre. Vous dites au prêtre que vous détestez les hommes ; il vous répond que vous n'êtes pas chrétien. Le médecin vous donne de la rhubarbe et voilà que vous aimez votre semblable. Vous dites au prêtre que vous êtes fatigué de vivre ; il vous répond que le suicide est un crime. Le médecin vous donne un stimulant, et voilà que vous trouvez la vie supportable. »

Cette opinion est bonne à rappeler, au moment où la peur annuelle du choléra va multiplier le nombre des misanthropes et des pessimistes. Aux uns comme aux autres, je ne saurais trop recommander la liberté intestinale. Je n'ai pas dit la licence, qui doit être aussi à redouter que la constipation ; mais enfin il est prudent de stimuler les intestins paresseux, afin que le fameux bacille virgule ne puisse pas s'ensemencer et séjourner trop longtemps dans un milieu corrompu, fort propice à son développement. Il s'agit de le mettre à la porte sans retard, de lui enlever sa vitalité, de l'empêcher de nuire.

Cette règle doit s'appliquer, du reste, aux innombrables microbes qui se développent dans tout le tube digestif, depuis la cavité buccale jusqu'à l'autre extrémité. Rien que pour la bouche, on en a classé une trentaine d'espèces différentes, dont les plus importantes sont : le pneumocoque, le streptocoque, le staphylocoque doré, le bâtonnet de Schimmelbusch, le bacille de Loeffler, etc. Tous ces ennemis végètent en compagnie du leptothrix buccalis, des mycéliums divers de moisissure, de putréfaction, de muguet, dans les replis de la muqueuse buccale, tout prêts à attaquer le moindre point vulnérable, la moindre excoration, et souvent même se coalisent pour modifier les milieux à leur profit et au détriment du malade.

En présence de tant de germes distincts, tous les constipés de la capitale, ronds de cuir administratifs, horizontales de tous draps, caissières surchargées d'embonpoint, que leur vie sédentaire condamne à être peu... expansifs, devraient être pris d'une crainte salutaire et appeler à leur aide le chevalier Hunyadi et les crus de Montmirail, de Rubinat, sans oublier Mlle Lanceleau.

Le docteur Cuffer vient de consacrer plusieurs leçons à l'atonie gastro-intestinale « qui est, en réalité, dit-il, une question de grande envergure, dont la portée s'étend bien au-delà du simple météorisme et de la constipation. »

« La stagnation du bol alimentaire, ajoute-t-il, entraîne la formation d'une sorte de cloaque où se feront des fermentations putrides, avec production d'acide, de substances aromatiques, de ptomaïnes, etc., et ces fermentations amèneront d'autant plus facilement des phénomènes d'intoxication, de stercorémie, que, par le fait même de la constipation, le contenu de l'intestin se trouve soumis à une absorption prolongée.

« Ces conséquences immédiates de l'atonie ne sont pas les seules, ni même les plus importantes : il faut y joindre des troubles à distance, des réflexes variés : cérébraux, cardiaques, pulmonaires, hépatiques, etc., puis la possibilité du développement d'un processus inflammatoire. Ces accidents sont dus à des colonies de microbes devenus pathogènes dans l'intestin, et qui, transportés dans certains organes éloignés, y provoquent des inflammations dont un exemple frappant est la pneumonie avec le bactérium coli, au milieu des parties hépatisées. »

On a même fait jouer un rôle important à la constipation dans la genèse de la plupart des affections gynécologiques. Elle provoquerait la rétroversion de l'utérus et le prolapsus des ovaires, relâcherait les ligaments et prédisposerait aux déplacements.

Après ce qui précède, je me crois autorisé, pour entrer en matière, à rappeler aux constipés le verset biblique : « Fais le bien, tous les jours ! » Il devrait être gravé en caractères indélébiles sur les murs du petit local destiné aux fonctions délestatoires, sur l'endroit écarté qu'il faut visiter régulièrement, pour des motifs étrangers à la misanthropie d'Alceste. A chaque jour suffit sa tâche ; pour atteindre ce but, sans forcer leur talent, cent fois sur le métier, s'il le faut, qu'ils remettent leur ouvrage. Avec des efforts persévérants, entrepris chaque matin, par exemple, ils arriveront peu à peu à apporter leur contingent régulier de richesses, dans les terrains d'Achères et de Gennevilliers.

Pour que cet heureux résultat soit plus facilement atteint, un spirituel journaliste (ils le sont tous, du reste), Emile Gautier, a recommandé, avec une grande justesse de vue, la position accroupie, sauf pour les vieillards et les malades, dont les reins se raidissent et dont les genoux s'enkylosent. Quant aux autres mortels, ils doivent plutôt se tenir à croupettons qu'assis : « Non pas seulement, dit-il, parce que les principes républicains nous commandent de n'aborder les trônes que pour les fouler aux pieds (ceci s'adresse aussi bien aux royalistes), non pas seulement parce les dits trônes, qu'ils soient recouverts de velours ou de sapin, de faïence ou de cristal, restent toujours suspects de souillures, purulences, vermines et contagions... mais pour d'autres raisons physiologiques, où la propreté n'est pas seule en cause.

» Je m'explique. L'acte éminemment utile qu'il s'agit d'accomplir est sous la domination de deux muscles annulaires — pareils à des bagues de caoutchouc — dont l'un, l'interne, est indépendant de la volonté, et dont l'autre, le marginal, est volontaire. Pas besoin de vous dire ce qui se passe lorsque ce dernier vient à être accidentellement paralysé par une cruelle émotion, telle que la peur aiguë; vous sentez ça d'ici ! Mais lorsqu'il fonctionne régulièrement, lorsqu'il n'a rien perdu de sa contractibilité, il faut, évidemment, si le... colis est tant soi peu volumineux, lourd et dense, faire un réel effort, assez considérable dans certaines circonstances, pour obliger l'expéditeur à retenir son haleine, à plisser nerveusement tous les muscles de sa face et à atteler son corps entier à l'âpre besogne.... On cite des gens qui se sont, à ce labeur, rompu net un vaisseau sanguin.

Or, il est clair que la station accroupie est de beaucoup la meilleure pour satisfaire à toutes ces conditions. L'orientation rationnelle de l'axe du corps, la compression forcée de la masse abdominale, l'incurvation des lombes, tout coopère ainsi à mettre convenablement la pièce en batterie.

Certaines occlusions intestinales rebelles n'ont pas d'autre cause que les habitudes de mollesse que favorise la station assise, surtout pour les imprudents qui profitent témérairement de cette halte pour faire un bout de lecture. On s'accoutume ainsi à la paresse; on ne fait plus aucun effort; on laisse tranquillement agir la nature, sans souci du fameux adage : « Aide-toi, le ciel t'aidera. » La sensibilité s'émousse, les ressorts se détendent, rien ne va plus, et force un beau jour est de recourir aux moyens héroïques.

» On ne saura jamais ce que nous a valu d'infirmités et de misères la mode des chaises percées, dites « à l'anglaise, » avec leur dessus si tentateur dans son lustre et sa propreté. Encore un tour que nous a joué la perfide Albion! »

Un médecin anglais, le docteur Woolcombe, s'est aussi longuement occupé de cette grave question, de la meilleure attitude à prendre. Sa description rappelle la pose de Renan, dans le portrait que Bonnat en a fait :

« Le corps bien assis, les mains sur les lombes, afin d'exercer une pression de haut en bas ; ce mouvement doit être répété avec lenteur *ab initio* et si possible avec un effort énergique des pouces.... »

. . . .

. . . .

Ai-je besoin, en terminant, de m'excuser d'avoir un peu marché sur les traces du méphitique auteur de *La Terre*, en parlant de certaines convenances digestives ?

Est-il nécessaire de faire remarquer que, en m'approchant de la fosse puante, où les naturalistes paraissent tant se complaire, je n'ai eu pour but que de donner de bons conseils, dans l'intérêt de tous, grands et petits, tandis que Zola et ses disciples paraissent se complaire dans les récits immondes. Ils dépensent un talent énorme, sans être indisposés, à se vautrer dans la fange, à retracer des scènes dégoûtantes. On l'a dit avant moi : Il y a dans les campagnes, des arbres, des fruits des fleurs et du fumier ; Zola n'y a vu que le fumier. Il n'a pas été captivé par le chant du rossignol, mais il a noté avec complaisance les notes musicales émises par des paysans, habitués à rejeter bruyamment leur gaz. A quoi bon tant insister sur ces flatuosités et sur les petites infirmités des humains qui ont la digestion difficile ?

« Que m'importe, a dit Scholl, de savoir si César a eu des borborygmes, le jour de la bataille de Pharsale ; si Charlotte Corday allait régulièrement à la selle, quand elle a assassiné Marat ? Qu'est-ce que cela peut ajouter au drame, au tableau ? Il n'y a pas besoin de mettre en action ce que le lecteur sait très bien exister dans la coulisse. »

En vérité, je vous le dis, les caractères d'imprimerie doivent être parfois bien surpris de servir à certaines besognes !

Vive Vichy !

Gloria in excelsis !

Je ne terminerai pas ce volume, sans célébrer une
fois de plus les beautés de notre belle station thermale,
l'efficacité merveilleuse de ses sources et toutes les
séductions de la nymphe qui préside à ses destinées.
...Pas même en songe, vous ne l'avez rencontrée;
mais Carrier-Belleuse, qui l'a vue, à n'en pas douter,
l'a représentée sur une des façades du Casino et forcément la sculpture doit être au-dessous de la réalité.
Elle est cependant bien appétissante, même en pierre,
ma belle amie; elle est pleine de grâce et de charme,
cette provocante incarnation. Il y a pourtant 21 ans
que j'en suis épris, que j'ai pour elle les yeux de
Rodrigue pour Chimène, et, durant cette longue
étape, cette fréquentation presque ininterrompue, pas
un nuage vraiment sérieux n'est venu assombrir
notre entente, glacer mes élans, amoindrir la sérénité
de cet attachement inaltérable, qui survivra aux
déceptions, aux débâcles de l'âge.

Que dis-je, bien au contraire, le temps n'a fait

que cimenter plus solidement les liens de ce mariage
d'inclination ; il nous a rendus indispensables, l'un à
l'autre, comme cela se passe pour certains ménages
qui ne peuvent se désenlancer et pour qui la présence
de l'être aimé est un besoin impérieux, une si douce
habitude, que la mort seule peut désunir ceux qu'une
affinité secrète, un aimant irrésistible, avaient jeté dans
les bras l'un de l'autre.

— Contrairement à ce qui se passe dans les intérieurs les mieux assortis, où l'union la plus parfaite
ne saurait retarder indéfiniment la fatale décrépitude,
je n'ai pas à redouter la déchéance pour ma bonne fée.
Au contraire, les ans, loin de l'amoindrir, de lui apporter
des rides, ne font qu'ajouter de nouveaux fleurons à
sa couronne, de nouvelles parures à ses atours ; c'est
vraiment la reine incontestée des naïades de France ;
on ne saurait sans être un anarchiste contester sa suprématie et chercher à y porter atteinte : *Incessu patuit dea !*

— Et que sera-ce, lorsque ses amis, ses protecteurs,
auront enfin l'autorisation d'enrichir ses écrins, d'a-
grandir, de transformer son palais, de rendre ses parcs
plus attrayants encore ? Quelles merveilles surgiront
alors, commme par enchantement ! — Tout est prêt,
plans et millions, pour se mettre sans retard à l'œuvre,
le jour béni où l'ogre gouvernemental cessera de froncer
le sourcil et se montrera moins rébarbatif.

— Mais comme l'attente paraît longue et pénible
à tous ceux qui savent qu'on ne peut rester stationnaire,

qu'il faut toujours progresser, que c'est rétrograder que de se croiser les bras, tant qu'il reste quelque chose à faire, de nouveaux progrès à réaliser.

Ah ! oui, on poussera un retentissant soupir de satisfaction, sur les bords de l'Allier, dès qu'on n'aura plus à se heurter aux paperasseries administratives, aux *impedimenta* intéressés de la politique, que l'on retrouve partout avec ses objections stérilisantes.

On allumera un fameux feu de joie devant l'antique pavillon de Mme de Sévigné, lorsque la compagnie fermière actuelle, qui, jusqu'ici, se présente avec le plus de garanties et de chances de réussite, aura obtenu le renouvellement de son bail et pourra tailler enfin un manteau vraiment souverain à notre nymphe bien aimée.

— Elle s'y prépare depuis longtemps, et, pour conquérir plus facilement tous les suffrages, pour triompher plus vite des mauvaises volontés ambiantes, elle se fait plus câline, plus souriante, plus coquette que jamais.

— On pouvait lui reprocher peut-être d'avoir été, jusqu'à ce jour, un peu froide, peu prodigue de ses faveurs ; mais il y a du nouveau, beaucoup de nouveau, à ce point de vue. Elle s'est montrée tout particulièrement accueillante et maîtresse de maison accomplie, durant l'été de 1893, qui marquera une date heureuse dans nos annales. — Elle a tout fait pour nous ramener les Grâces et les Ris, du moins dans la personne de leurs commettantes les plus capiteuses ou de leurs représentants les mieux attitrés. — Certes, madame Vénus et son fripon de fils, toujours en quête de chair fraîche, n'avaient pas déserté complètement les salons du Casino ; mais comme ils n'y trouvaient que rarement le plaisir de l'imprévu, de l'inédit, ils étaient sur le point de plier bagages. Ils boudaient et nous faisaient de fréquentes infidélités.

Quelques sourires engageants les ont ramenés et retenus ; on leur a donné des fêtes exceptionnelles, des bals élégants et animés, avec de superbes cotillons (je parle des accessoires) ; on a pavoisé, illuminé, jeté l'or sans compter et voilà.

Le corps médical, qui a eu la place d'honneur dans ces réjouissances, a été particulièrement bien accueilli, et plus de 600 confrères ont visité la station durant l'été dernier. On a banqueté à sa prospérité (réunion des médecins de la compagnie Paris - Lyon - Méditerranée), on lui ouvre maintenant toutes les portes, *à titre gracieux;* on l'abreuve sans rémunération de toutes les sources qu'il veut bien ingurgiter ; on remplit ses poches et ses malles de confiseries locales, de pastilles digestives ; on le douche à toutes les températures, lui et sa famille, jusqu'à extinction de chaleur naturelle, jusqu'à ce qu'il demande grâce. — C'est l'âge d'or qui va recommencer, vous dis-je. — Et qu'a-t-il fallu pour que notre nymphe, qu'on accusait, pauvre petite, d'être renfrognée et de veiller avec trop de soin sur son budget, soit devenue tout à coup d'une gaieté fort expansive et d'une prodigalité invraisemblable ?

Oh ! de bien de peu de chose ; d'une simple transfusion de sang. — Il a suffi de quelques globules rouges, représentés pas de nouveaux administrateurs, pleins d'initiative et de courtoisie, qui ont simplement compris qu'il y a tout avantage à semer à pleines mains dans un terrain propice, capable de rendre au centuple la semence qu'on lui aura confiée.

On a mis le printemps là où régnait l'hiver, là où la folie elle-même, la folie aux joyeux grelots, avait l'air d'avoir pris médecine et d'être atteinte de jaunisse. Les fleurs se sont épanouies aussitôt, comme dans une serre voluptueusement chaude, et le baromètre s'est mis au beau fixe.

Où sont les neiges d'antan ? Fondues, évanouies. S'il en reste encore, c'est sur quelques têtes vénérables, et non dans les cœurs. Je contemple, j'écoute, je me carre dans mon fauteuil d'orchestre.

Je suis d'autant plus heureux de ce résultat que j'ai la conviction d'y avoir contribué pour ma petite part. Je n'ai cessé, en effet, depuis longtemps, de plaider la cause de nos confrères, d'engager les directeurs qui voulaient m'entendre à se montrer envers eux, aussi larges que possible.

Hommage soit donc rendu, et ce ne sera que justice, à M. Fère et à tous ses intelligents collaborateurs, qui rêvent pour nous de brillantes destinées et sont fermement résolus à marcher en avant, à faire grand, à utiliser toutes les découvertes, tous les perfectionnements, que l'industrie et les arts ont pu conquérir récemment, pour en doter notre station.

Nos richesses hydriatiques sont incomparables, merveilleuses ; *il faut* que le décor et la mise en scène soient en rapport avec de pareils trésors ; *il faut* que le cadre soit digne du tableau !

*
* *

Quel enthousiasme juvénile, a déjà pensé plus d'un sceptique : Ne croirait-on pas qu'il s'agit d'un de ces royaumes de fées où tout est parfait, les ruisseaux de sirop d'orgeat et les rochers de nougat ou de sucre candi ? — Comment, votre déesse n'a point de tares ? Votre divinité ne repose pas sur une base argileuse ? Et les rivalités confraternelles, et les basses jalousies, et la potinière, et les perfidies enfiellées des fruits secs de la profession, mordus par les serpents classiques de l'envie, qu'en faites-vous ? Le gaz carbonique, qui se dégage de la galerie du grand établissement aurait-il eu une action microbicide sur tous ces vibrions malsains, sur tous ces parasites désolants, qui pullulent avec une fécondité et une rapidité vertigineuses ?

Certainement, répondrais-je, la médaille a son revers ; la lutte pour la vie est aussi âpre sous nos latitudes que partout ailleurs.

Sans doute, il est fâcheux d'exciter l'envie ; mais c'est

un malheur bien plus grand de l'éprouver. En somme, tout le monde ne peut pas être général, dans l'armée, et on conçoit que les yeux des simples pioupious flambent parfois de convoitise. — Il faut pardonner aux vaincus de la vie, et se dédommager de leur acrimonie dans le commerce des esprits d'élite.

Non, là n'est pas le ver rongeur, la plaie cachée de Vichy. Le mal, dont nous souffrons surtout, comme presque toutes les villes d'eaux, c'est cette pratique écœurante, qu'on a baptisée d'un nom euphonique, qui semble gonflé de mépris, c'est le *pistage*.

Faire du pistage, être pisteur, c'est raccoller les voyageurs et les induire en erreur, moyennant salaire, pour les détourner de leur direction. On a recommandé au couple X... de s'installer à l'hôtel Beauséjour ; le larbin soudoyé qui *travaille* pour l'hôtel Bon accueil débine de son mieux la maison rivale et ne lâche pas sa proie, jusqu'à ce que les naïfs pigeons aient pris gîte dans la boîte qu'il recommande.

Les drôles sans aveu qui font ce joli métier voyagent constamment dans les convois qui aboutissent à Vichy ; ils se mêlent aux touristes, prennent part à la conversation et peuvent à chaque train faire une dupe ou deux. A tant par tête, cela leur fait parfois des journées singulièrement rémunératrices. Aussi, ils ne reculent devant rien, devant aucune calomnie, pour conduire l'eau au moulin. Récemment, quelques femmes ont été utilisées pour le même objet et j'espère qu'elles arriveront facilement à se faire pincer, car elles gardent encore moins de mesure et font encore plus de zèle que leurs devanciers.

C'est surtout lorsqu'il s'agit de faire le jeu des quelques médecins (ils ne sont heureusement que six ou sept sur une soixantaine), qui utilisent leurs talents de rabatteurs, que ces écumeurs des voies ferrées emploient les moyens les moins avouables, les mensonges les plus révoltants, pour gagner leur honteux salaire. Ils ne se gênent guère pour tuer les gens, ou les présenter sous des couleurs odieuses : Comment, madame, vous êtes adressée au docteur X...; mais il est mort, ou bien il n'exerce plus. — Il ne faut pas aller le trouver ; d'abord, il prend très cher et puis il n'a pas le temps de s'occuper de ses malades ; vous vous impatienterez chez lui, en attendant votre tour et votre traitement ne vous profitera pas. Vous feriez infiniment mieux de consulter M. Z...; en voilà un savant, aimable et dévoué. D'abord, il connaît bien mieux les eaux que l'autre, car il passe tous ses hivers dans la ville, tandis que son concurrent s'amuse pendant ce temps là, à Paris ou ailleurs.

La victime déjà ébranlée reçoit le coup de grâce, aussitôt après son installation ; l'hôtelier achève de la convaincre que son médecin habituel s'est trompé en lui remettant une lettre pour M. X... Le troisième larron, qui loge à proximité, ou rôdait par hasard dans le voisinage, est aussitôt introduit et le tour est joué.

Vous voilà fort mécontent, vous, l'expéditeur, de ne
pas avoir de nouvelles de votre cliente, que vous avez
eu quelquefois beaucoup de peine à décider au départ;
vous vous étonnez du sans-gêne du confrère à qui
vous l'avez adressée et vous n'apprenez que six mois après
qu'elle lui a été soufflée.

Règle générale, chers confrères, lorsque vous n'aurez
pas d'accusé de réception ni pə visite, au retour de
vos malades, dites-vous bien qu'ils se sont laissés
bêtement influencer et ont frappé à une autre porte que
celle que vous leur aviez indiquée.

— Prenez-vous en aux tripoteurs ; gourmandez vos
clients et surtout, mettez-les en garde, avant de leur
donner l'exéquatur, contre ces menées ténébreuses ; mais
ne nous accusez pas trop d'ingratitude ou d'incivilité,
car nous sommes les premières victimes de ces langues
intempérantes. — Des représailles s'imposent ; on devrait
mettre en quarantaine les logeurs astucieux qui induisent
les voyageurs en erreur et décréter un 93 sans merci
contre leurs représentants, puisque les règlements de
police ne parviennent pas à nous en débarrasser.

Cela repullule sans cesse, comme certains parasites
d'ordre inférieur.

— Je m'étonne toujours qu'il y ait des gens assez
simples pour s'en rapporter au premier venu. Que dis-je,
il y a même des Parisiens d'une certaine culture, des
gens du monde, qui devraient pourtant être fixés sur
ces fumisteries, sur les trucs de la réclame, qui se laissent

influencer par ces guides intéressés. — C'est invraisemblable et cette confiance pourrait constituer un nouveau chapitre à ajouter à celui des mystères !

*
* *

Jetons un voile sur ces vilenies, et, puisque le soleil lui-même a des taches, ne nous étonnons pas outre mesure de ces agissements. Je tiens à les oublier, pour ne songer qu'aux perfections, qu'aux qualités incontestables et incontestées de notre cité : Tous les médecins savent aujourd'hui que les eaux de la *Grande Grille* donnent des résultats extraordinaires dans les affections du foie ; que la source de l'*Hôpital* est souveraine dans la plupart des troubles gastro intestinaux, et que même à distance, les eaux *froides* (*Célestins, Hauterive,* etc.), les seules à prescrire à distance, peuvent dans une certaine mesure permettre de suivre la cure alcaline chez soi.

L'affluence des visiteurs n'a cessé d'être plus considérable tous les ans :

En 1832, Vichy a reçu 987 baigneurs.

En 1852, au moment où la Compagnie actuelle est devenue fermière de l'Etat, 6,823.

En 1865, 19,092 personnes sont venues à Vichy, du 1er mai au 3 septembre.

En 1868, le nombre s'est élevé à 22,959.

En 1892, il a été de 60,130 ; et en 1893, nous

avons atteint le chiffre de l'année dernière, en dépit des causes diverses que vous connaissez tous et qui ont porté un tort considérable à la plupart des villes d'eaux, non seulement en France, mais à l'étranger.

A la gare de Vichy, le nombre des tickets reçus à l'arrivée a été de 137,747, du 1er mai au 16 septembre de l'année dernière. En 1893, pour la même période, il a été de 146,623, soit une augmentation de 8,876.

Les résultats thérapeutiques sont bien propres à engendrer l'optimisme et à triompher du scepticisme le plus enraciné. C'est à nos ressources hydriatiques qu'il faut d'abord attribuer ces salutaires transformations. La nature nous a prodigué ses trésors et nulle pharmacopée ne saurait rivaliser avec les médicaments qu'elle met à notre disposition.

Les modificateurs hygiéniques ne viennent que secondairement et les préceptes que nous pouvons formuler à ce sujet sont mieux acceptés sur place que dans le milieu habituel du malade, où les tentations les plus diverses, les entraînements de tout ordre, le poussent à enfreindre les regles de diététique les plus élémentaires.

Les distractions douces et agréables, l'exercice, les excursions, les fêtes, les relations nouvelles de la table d'hôte, etc., prédisposent favorablement l'économie à une rénovation complète et ajoutent leurs heureux effets à ceux de la médication alcaline.

L'affluence, tous les ans plus grande, n'est pas affaire de mode, comme on pourrait le croire ; c'est la conséquence des résultats obtenus et que les journaux ont contribué à vulgariser. Les lecteurs les moins instruits connaissent aujourd'hui les principales indications de nos eaux, ils savent que ce fut le port du salut pour bien des désespérés qui ne croyaient plus au bonheur, et, lorsqu'ils ont expérimenté en vain toutes les spécialités connues, ils n'hésitent pas à se diriger vers la fontaine de Jouvence. Cette dernière tentative a, du reste, l'avantage de se concilier avec ce besoin impérieux de villégiature, qui s'empare des habitants des grandes villes, dès que le thermomètre commence à jouer à la hausse et à exécuter ses prouesses estivales.

Le bon marché des hôtels, des maisons meublées, des petites villas coquettement dissimulées sous l'auvent des grands arbres, où on peut vivre très simplement, très doucement et sans pose, aussi bien que la facilité des communications, décident l'humble fonctionnaire, le bourgeois peu renté et même l'ouvrier à ne pas fuir, seuls, les boues matérielles et morales de la capitale, dont l'air municipal est chargé de tant de principes délétères, où l'alimentation est sujette à tant de fraudes.

Ils entendent que leur femme et leurs enfants profitent de leur déplacement, et ils ont bien raison de leur faire respirer, au moins une fois l'an, un air pur et fortifiant, de les soustraire pendant quelques semaines à cette misère physiologique, à cet alanguissement, sorte de cachexie mal définie, qui mine sourdement les citadins.

Laissons les esprits chagrins se plaindre que le bain de mer soit devenu accessible à l'universalité des caleçons de France et que les naïades des Vosges et des Pyrénées soient courtisées, même par la plèbe et la roture.

Pourquoi déplorer ce débordement démocratique qui ne saurait empêcher les agglomérations d'élite, les affinités et les sélections?

N'est-il pas à désirer qu'il y ait du pain pour tous les estomacs, de la lumière pour tous les esprits, de la verdeur pour tous les déprimés ?

Il faut en prendre son parti, les voies ferrées étant à la disposition de tous, grands et petits, et, nous souhaitons que ces derniers viennent aussi bien que les autres, se retremper et se refaire dans nos murs hospitaliers. Nous continuerons à les attirer et à les enchevêtrer dans des fils irrésistibles qui les retiennent ou les ramènent, de façon à ce que leurs souvenirs n'évoquent plus tard que des journées délicieuses et des espérances réalisées.

Je voudrais les voir constamment épanouis par les échos d'une joie entraînante ; je voudrais que chacune de leurs heures fût marquée par une détente ou un délassement, qu'ils oublient les douleurs de la veille et les craintes du lendemain, qu'ils repartent, non seulement avec un estomac tout neuf, mais encore avec un moral transformé.

Je m'indigne, lorsque je vois nos hôtes se confier languissamment l'odyssée de leurs maux, faire du regret en collaboration, errer à pas comptés, comme s'ils étaient dans un promenoir d'hôpital, et finalement faire tache sur le cadre riant qui les entoure.

C'est une dissonance, cela fait froid au cœur !

On ne néglige rien pour les aider à vivre, pour leur procurer de véritables sensations d'apaisement et de bien-être, pour donner le change aux soucis sournois, toujours à l'affût, pour dissiper la brume des cerveaux les plus atrabilaires.

Mais qu'ils nous secondent, à leur tour, qu'ils se laissent faire, qu'ils oublient au moins momentanément leurs soucis habituels, leurs convoitises, l'âpre bousculade de la bataille, où chacun cherche à conquérir les clefs d'or qui ouvrent coffre-forts et boudoirs.

Qu'ils chassent les images de la veille et fassent une provision bienfaisante d'équilibre, que la détente soit complète, que ce soit comme une bonne nuit réparatrice, après un jour d'agitation !

P. P. C.

En terminant, lecteur, je te prie de me pardonner les déceptions que ce livre, traversé de rayons de soleil et d'averses, a pu te procurer : — J'aurais voulu pouvoir mieux interpréter au sérieux ce qui est grave, sourire plus légèrement de ce qui est plaisant, avoir des boutades plus joyeuses contre les paradoxes, les pédants et les exagérations de toute nature.

Je n'ai peut-être pas toujours assez pesé mes mots et mes expressions ; je reconnais un peu tardivement que j'ai laissé courir ma plume avec trop de désinvolture, que je ne me suis refusé ni les moqueries, ni les futilités, ni les coups d'épingle, etc.

Tu m'absoudras cependant, car je mérite de bénéficier du dire de Sarcey, qui soutient que les hommes gras ne sont jamais méchants ; or, je t'avouerai que je pèse près de 180 livres.

Tu m'absoudras, parce que mes plaisanteries n'ont, en effet, rien d'amer, ni de provocateur ; parce que mes pochades ne sont pas acerbes, que mes aperçus ne visent personne en particulier et que j'ai gardé une certaine réserve dans mes railleries.

Nous ne serions plus la France de Rabelais, de Voltaire, de Beaumarchais, de Courrier, si une barrière pouvait être opposée à l'épigramme, si aiguisée qu'elle soit ; si on n'avait plus la permission de taper sur le gros ventre de Falstaff et de jeter sa boule dans les quilles des aigrefins madrés et véreux.

Il serait d'ailleurs impossible de supprimer pareille distraction, car il restera toujours fort à dire sur les faiblesses, les travers, les prétentions et les ridicules de l'espèce humaine !

Mais le sage La Fontaine me rappelle à l'ordre :

> Bornons ici cette carrière :
> Les longs ouvrages me font peur.
> Loin d'épuiser une matière,
> On n'en doit prendre que la fleur.

. . . .

> Il s'en va temps que je reprenne
> Un peu de forces et d'haleine !

Amy lecteur, m'est avis qu'assez mené la toupie pour ce jord'hui ; ne te veulx combattre de plus longs discours.

Et nunc dimittis servum tuum, domine !

TABLE DES MATIÈRES

———

Lille. — Imprimerie Le Bigot frères, 25, rue Nicolas-Leblanc.

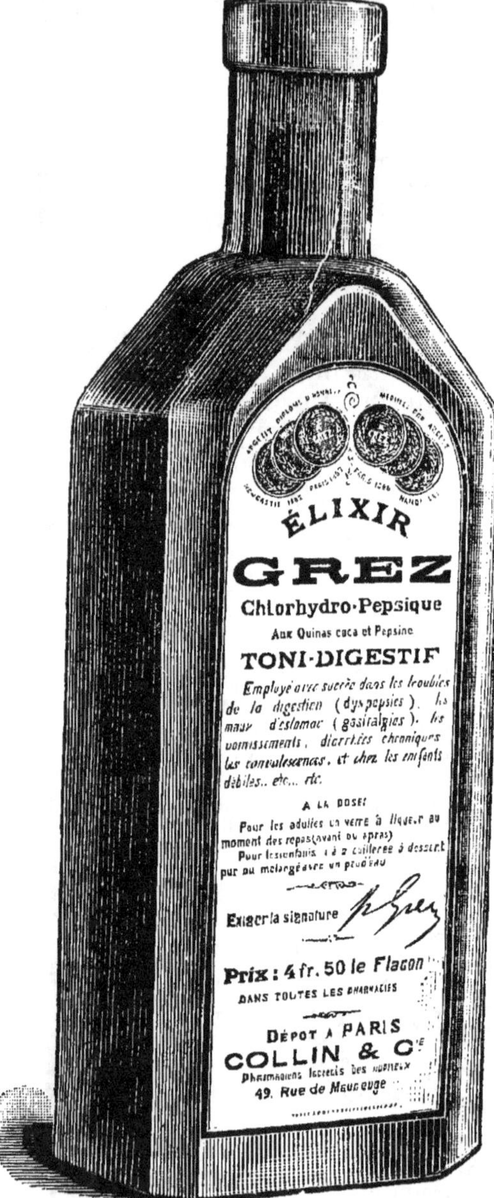

Dyspepsies
ELIXIR GREZ
CHLORHYDRO-PEPSIQUE
1 verre à liqueur à chaque repas
ÉLIXIR
GREZ
Chlorhydro-Pepsique
Aux Quinas coca et Pepsine
TONI-DIGESTIF
Employé avec succès dans les troubles de la digestion (dyspepsies), les maux d'estomac (gastralgies), les vomissements, diarrhées chroniques, les convalescences, et chez les enfants débiles.. etc... etc.
A LA DOSE:
Pour les adultes un verre à liqueur au moment des repas (avant ou après)
Pour les enfants 1 à 2 cuillerée à dessert pur ou mélangée avec un peu d'eau
Exiger la signature
Prix : 4 fr. 50 le Flacon
DANS TOUTES LES PHARMACIES
Dépot à PARIS
COLLIN & Cie
Pharmaciens lauréats des hôpitaux
49, Rue de Maubeuge

MÉDICATION CHLORHYDRO-PEPSIQUE
TRAITEMENT PHYSIOLOGIQUE
des Dyspepsies, de l'Anorexie, des Vomissements de la Grossesse, des Troubles gastro-intestinaux des Enfants (lienterie), etc.
L'expérience clinique a démontré l'efficacité remarquable et l'action rapide de l'ELIXIR GREZ dans les dyspepsies. Les nombreuses observations de MM. Archambault, Bouchut, Frémy, etc., publiées dans les divers organes de la presse médicale, ne laissent aucun doute sur l'efficacité de cette médication.
L'ELIXIR GREZ se donne à la dose d'un verre à liqueur à chaque repas aux adultes et d'une cuillerée aux enfants.
Chez les personnes qui ne peuvent pas supporter les préparations à base de vin, on peut remplacer l'Elixir par les PILULES GREZ à la dose de 2 à 3 à chaque repas.